건강지킴이 KMI의
멈추지 않는 도전

K 건강검진의 리더십

KMI 한국의학연구소

추천의 글

국민 건강을 지키기 위해 걸어온 한길
KMI한국의학연구소 40년

    40년 전 시작된 기관 역사나 검진은 단순한 진단이 아니라, 한국 사회가 건강을 어떻게 사유하고 감당해 왔는지를 보여주는 기록이기도 했습니다.

    저는 과거 KMI 내시경실에서의 임상 경험을 바탕으로, 지난 3년간 의료인류학자로서 한국 건강검진 문화를 연구해 왔습니다. 실천과 관찰이 교차되는 그 시간 속에서, KMI라는 공간은 한 사회가 건강을 어떻게 인식하고, 어떻게 응답해 왔는지를 보여주는 상징적 장소였습니다.

    수많은 현장과 경험을 돌아보며, 저는 이 한 문장으로 KMI의 40년을 정리했습니다.

'질병을 막는 일이 아니라, 건강을 함께 감당하는 일, KMI는 지난 40년을 그렇게 걸어왔다.'

KMI는 단지 검진을 시행하는 기관이 아니라, 질병과 불안을 미리 가늠하고, 보이지 않는 위험을 가시화하며, 국민 건강을 선제적으로 돌보는 공간이었습니다. 민간기관임에도 공공의료적 책임을 꾸준히 실천해 온 이들의 노력은, 건강검진에 대한 사회적 신뢰를 조금씩 다시 쌓아가는 실천이었습니다.

이번 40주년 기념 책자는 단순한 KMI한국의학연구소의 실적 보고서가 아니라, 그 성과 뒤에 있는 사람들, 원칙, 그리고 치열한 선택의 연속을 함께 담아냅니다. 그 안에서 우리는 검진이 단순한 절차가 아니라 윤리적 실천이자 사회적 약속이 될 수 있음을 확인하게 됩니다.

앞으로의 40년, KMI는 기술의 정밀함뿐 아니라 사회적 책임과 윤리적 성찰을 바탕으로 건강을 지켜나갈 것이라 믿습니다. 이 책이 그 첫걸음을 함께 내딛는 따뜻한 기록이 되기를 기대합니다.

김관욱
의료인류학자, 가정의학 전문의, 덕성여대 문화인류학과 교수

추천의 글

국민의 '건강 지킴이'로서 질병 조기발견과 예방의 가치를 실현한 KMI

KMI한국의학연구소가 설립된 지 어느덧 40년이 되었습니다. 창립 초기 열악했던 보건의료 환경 속에서 혈액검사를 통한 질병 조기발견이라는 새로운 길을 개척하며, 수많은 생명을 구하고 국가적으로 막대한 의료비를 절감하는 성과를 이루어낸 것은 곧 KMI가 걸어온 길이 우리나라 건강검진의 역사와 궤를 같이한다는 것을 보여줍니다.

지난 40년간 KMI는 국민의 '건강 지킴이'로서 조기발견과 예방의 가치를 실현해 왔습니다. 고위험군을 찾아내어 중증 질환으로의 진행을 막고, 사회 곳곳에 건강검진의 혜택을 확산시킨 KMI의 발걸음은 그 자체로 국민의 생명을 지키는 든든한 방패였습니다.

KMI의 역사는 단순히 건강검진 사업의 확산에 머무르지 않았습니다. 연구와 사회공헌, 그리고 경영의 모든 면에서 '받은 것을 국민께 되돌려드린다'라는 철학을 실천하며, 가장 모범적이고 건강한 기업 문화를 만들어 왔습니다.

KMI 앞에는 새로운 50년, 나아가 100년의 비전이 기다리고 있습니다. 예방 중심의 보건의료 패러다임 속에서, KMI는 단순한 검진기관을 넘어 국민 건강 증진을 이끄는 중추적 기관으로서 역할을 다해야 할 것입니다. 나아가 AI와 빅데이터 기반의 미래 의학 연구, 지역사회와 함께하는 공익적 활동, 그리고 글로벌 보건의료 네트워크로의 확장에 이르기까지 KMI의 도전은 계속될 것입니다.

연세대학교 융합보건의료대학원 교수로서 저는, KMI가 지난 40년 동안 보여준 헌신과 성과에 깊은 경의를 표하며, 앞으로도 KMI가 국민 건강을 지키는 최전선에서 더 큰 비전을 향해 나아가길 진심으로 응원합니다. KMI의 걸음걸음이 우리나라 보건의료의 희망이자, 미래 세대에게 물려줄 건강한 사회의 초석이 되리라 확신합니다.

지 선 하

연세대학교 융합보건의료대학원 교수

서문

평생의 건강관리 파트너, KMI의 40년 여정을 돌아보며

'평생을 건강하게'라는 슬로건 아래 KMI한국의학연구소는 건강검진을 통한 질병의 조기 발견과 예방을 위해 40년 간 한길만을 달려왔습니다. 오늘날의 KMI가 K-건강검진을 대표하는 기관으로 성장해오기까지 수많은 도움을 주신 임직원 여러분과 각계각층의 많은 분들, KMI를 찾아주신 수검자 여러분께 깊은 감사의 말씀을 드립니다.

1985년 출범한 KMI는 건강검진이 모든 국민의 기본 권리가 돼야 한다는 소신 아래 종합검진 대중화를 위하여 앞장서 왔습니다. 건강검진이라는 개념조차 생소하던 시절 혈액검사를 시작으로 대한민국 경제와 의료의 발전단계에 발맞춰 다양한 영상촬

영검사와 최첨단의 진단검사로 건강검진의 지평을 넓혀오고 있습니다.

지난 40년 건강검진의 확대와 KMI의 성장사는 도전과 역경의 연속이었습니다. 1997년 IMF 외환위기라는 국난의 시기에 혹독한 경영위기를 마주했지만 일선의 현장들로 달려가는 '출장검진'의 도입으로 국민 누구나 어디에서든 검진을 받을 수 있도록 새로운 길을 열며 그 위기를 극복했습니다. 또한 숱한 경영 위기 속에서도 종합검진의 대중화라는 대의를 위하여 많은 이들이 건강검진을 받을 수 있도록 합리적인 수가 정책을 고수했습니다. 온갖 어려움을 하나하나 극복해가면서 KMI는 한국형 건강검진의 대표적 의료기관으로 발돋움할 수 있었습니다. 이규장 前 이사장께서는 '오늘도 도전을 멈추지 않는다'는 경영철학을 앞장서 실천하며, KMI한국의학연구소가 역경을 극복하고 성장을 거듭할 수 있도록 든든한 버팀목이자 견인차 역할을 해오셨습니다.

KMI가 40년 간 쌓아온 건강검진의 경험과 전문성은 KMI만의 것이 아니라 우리 사회의 소중한 자산입니다. 오랜 시간 축적해온 건강검진 빅데이터는 AI의 시대에 대한민국 의료를 한 단계 끌어올릴 수 있는 훌륭한 연구자산이자 AI의 쌀 역할을 할 것입니다.

이제 건강검진 서비스도 디지털 전환과 인공지능의 발전으로 패러다임 전환기를 맞이하고 있습니다. 이렇게 의료기술이 급속히 발전하는 시기에 대한민국의 자랑인 국민 건강검진이 실제로 어떻게 뿌리내리고 확산했는지 그 과정을 돌아볼 때가 되었습니다. 그 한 축을 담당해온 KMI의 스토리를 공유하고자 하는 이유가 여기에 있습니다. 이 책이 온고지신(溫故知新)의 출발이 되길 바랍니다.

[K-건강검진의 리더십]은 KMI의 40년 연대기를 소개하는 데서 그치지 않고 대한민국 건강검진의 성장 사례로 읽히기를 바랍니다. 귀중한 시간을 내어 기억을 나누고 성원해주신 전현직 임직원분들과 의사, 학자, 관계 회사 여러분들께 깊은 감사의 말씀 드립니다. 특히 1년 365일 어떠한 환경 속에서도 이른 새벽부터 건강검진 현장에서 묵묵히 땀 흘리며 헌신해오신 의료진과 임직원 여러분께 고개 숙여 감사드립니다.

40년의 역사를 뒤로 하고 새로운 미래에도 변하지 않을 KMI의 소중한 가치가 있습니다. 질병을 조기 발견하고 예방하여 사람들이 더 건강한 삶을 살게끔 돕는 것입니다. 이제 저희는 건강을 지켜 세상을 이롭게 한다는 뜻의 '보건이세(保建利世)' 정신을 이어가기 위하여 다시금 정진해가겠습니다. KMI한국의학연구소는 이제 현재의 상태를 확인하는 건강검진을 넘어 미래를 건강하게 바꾸어가는 건강관리까지 이뤄가는 새로운 시대를 준비해가겠습니다.

  우리는 신체적, 정신적, 사회적으로 모두 건강한 시대를 꿈꾸고 있습니다. KMI는 이 같은 소망을 이뤄가는 과정에서 국민의 건강한 내일을 지켜가는 가장 든든한 동반자가 되고자 합니다. 함께 지나온 40년의 역사처럼 다가올 40년, 100년 KMI의 미래에도 모든 이가 건강하고 행복한 세상을 만들어갈 수 있길 소망합니다. 감사합니다.

이 광 배
KMI한국의학연구소 이사장

차례

추천의 글　02
서문　　　06

I 우리는 무엇을 향해 달려왔나

1장 혈액으로 질병을 찾자 1950~1985　　　… 17
　　결핵 검사에서 시작한 대한민국 건강검진 | 건강검진 인식 부족과
　　높은 문턱 | 일본에서 확인한 혈액 검진의 효과

2장 건강을 지켜 세상을 이롭게 하는 길 1986~1990　　… 23
　　국내 최초 혈액검사 기반 건강검진 기관 출범 |
　　지역은 달라도 동일한 검진 결과

3장 뜻을 실천하기에 너무 높았던 현실의 벽 1991~1996　… 31
　　암 공포 확산과 건강검진 붐 조성 | 건강검진 고급화와 치열한 경쟁 |
　　공익 우선 운영과 자금난에 최대 위기

4장 새로운 리더와 함께 위기 극복 1997~2005　　… 37
　　터널 끝이 보이지 않았던 순간 | 건강검진 대중화 위한 구조조정 단행 |
　　'평생 건강관리 파트너' 향한 새출발 | 불행은 혼자 오지 않는다 |
　　우리는 식구다 | 극적인 자금유치로 숨통이 트이다 |
　　동가숙서가식 출장 검진이 효자 역할 | 위기가 곧 기회

5장 건강검진 대중화의 승부수 2006~2020 ··· 55

'신의 한 수'가 된 여의도 검진센터 개원 | 기업 고객 위한 패키지
건강검진 도입 | 종양표지자 검사, 암 정복의 길을 찾다

6장 KMI, 미래 100년을 향해 2021~2025 ··· 67

K-건강검진의 중심, KMI | 디지털 전환에 성공한 KICS |
건강을 지켜 세상을 이롭게 하다(保健利世 : 보건이세) |
AI로 실현하는 개인 맞춤 건강관리

2 건강검진 문턱을 낮추다

1장 기업검진과 '찾아가는 서비스' ··· 83

승합차에 검진장비 싣고 현장 방문 |
기업체 출장검진으로 사업 확장 | 산업별 건강검진 프로그램 개발 |
특수건강진단 표준화 주도

2장 검진 비용의 거품을 빼다 ··· 100

'더 많은 사람이 검진을 받게 하라' | 고객 맞춤형 건강검진

3장 건강검진 서비스, 전국으로 확장 ··· 107

'서울에서 제주까지' 8개 검진센터 운영 |
의료 취약지 서귀포의 건강검진 사각지대 해소

3 건강검진 시스템 효율화

1장 건강검진 시스템 획기적 개선 ··· 123
암 조기 발견 위한 검진 필요성 제기 | 암 조기 발견을 위한 여정 :
종양표지자 검사부터 AI 도입까지 | 수검자 위한 세심한 배려 |
고객 서비스 효율화를 위해 RFID 시스템 도입 |
수검자 동선을 위한 FOCUS 플랫폼 개발

2장 고객 경험 개선 ··· 146
검진 사후관리 시스템 구축 | 카카오톡 채널 '크미랑' 통한 긴밀한 소통 |
AI 스마트 검진 리포트 제공 | '나는 크미' 동화책 발간 |
'크미' 캐릭터를 향한 20년 여정

3장 전문성 강화로 의료 품질 향상 ··· 163
의료진 노하우를 공유하는 의료진 세미나 개최

4 건강검진 체계 고도화

1장 KMI의 심장, 중앙분석센터 ··· 169
쉼 없이 박동하는 KMI 산실 | 수작업에서 자동화 시스템으로 대전환 |
최첨단 디지털 병리 시스템 가동

2장 스마트 검진 시스템 구축 ··· 183
KICS가 여는 새로운 건강검진 시스템 | KICS, 무엇을 바꿨나? |
건강검진기관 최초 정보보호관리체계(ISMS) 인증 |
의학연구의 든든한 기반 마련 | KMI 연구 지원 사례

5 세상을 돌보고 사람을 품다

1장 세상을 돌보다 … 207
모두가 건강한 삶을 살아가길 바라는 마음 | 지속적으로 이어간 사랑의 온기, 연탄봉사 | 지역사회와 함께하는 건강 나눔 | '크미랑봉사대'와 함께하는 작은 실천

2장 일터를 넘은 가족, 사람을 품다 … 221
어려웠던 그 시절, 함께 이겨내다 | 단팥빵의 진정성 | 전세 비행기를 띄우다 | 하나 됨이 더욱 아름다운 체육대회 | 자발적 참여 조직문화 형성

3장 건강지킴이, KMI 검진센터의 일상 … 238
세상을 돌보고 사람을 품었던 시간들

참고 문헌   243

PART 1

우리는 무엇을 향해 달려왔나

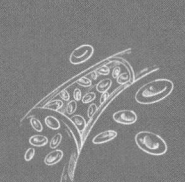
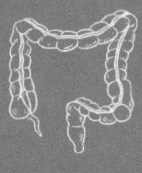
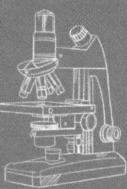

1950~1985
혈액으로 질병을 찾자

1986~1990
건강을 지켜 세상을 이롭게 하는 길

1991~1996
뜻을 실천하기에 너무 높았던 현실의 벽

1997~2005
새로운 리더와 함께 위기 극복

2006~2020
건강검진 대중화의 승부수

2021~2025
KMI, 미래 100년을 향해

K-Medical
Check-up, KMI

1

혈액으로 질병을 찾자

1950 ~ 1985

결핵 검사에서 시작한 대한민국 건강검진

　1985년 KMI한국의학연구소를 창립하던 시기, 한국의 의료 상황은 매우 열악했다. 2008년 건강검진 기본법이 제정되고 전 국민의 70% 이상이 건강검진을 받고 있지만, 초창기 건강검진은 매우 부진하고 더디게 진행됐다. 우리나라 건강검진의 효시는 1950년 처음 도입한 결핵과 기생충 질환 집단 검진이다. 6·25 전쟁 이후 우리나라는 식량 부족, 위생 환경 악화, 난민 발생 등으로 인해 감염병 확산이 심각한 사회 문제였다. 특히 결핵과 장내 기생충은 국민의 건강을 위협하는 주요 질환이었다.

　결핵 집단 검진은 이동식 X선 차량을 이용해 학교나 직장, 군대 등에서 단체 검진으로 이뤄졌으며, 기생충 검사는 학교 단위의 분변 검사를 통해 기생충란을 검출했다. 1950년대 결핵·기생충 질환 집단 검진은 한국 보건의료 역사에서 공중보건의 시작으로 평가된다. 또한 국가적 차원의 예방의학 실천과 대국민 건강 인식 전환의 계기가 되었다.

우리나라 보건의료의 또 하나의 전환점은 1953년 근로기준법 제정이었다. 당시 산업화 초기 단계에 있던 한국은 장시간 노동, 저임금, 열악한 작업 환경이 만연했다. 근로기준법은 이를 개선하고자 노동시간 제한, 최저임금 개념 도입, 연소자·여성 보호, 해고 제한 등의 규정을 통해 근로자의 인간다운 삶을 제도적으로 보장했다. 또한 16인 이상 사업장의 정기 건강진단 실시 의무화를 규정함으로써 근로자의 건강권을 보장하고자 했다.

그러나 근로기준법 제정만으로 열악한 근로자들의 작업 환경이 하루아침에 개선되기는 어려웠다. 탄광촌 등에서 산업재해가 발생해 직업병 문제가 대두된 것이다. 1961년, 가톨릭의대 산업의학센터는 경상북도 문경과 강원도 사북 등지의 광산에서 일하는 근로자들을 대상으로 건강검진을 시행했다. 이는 한국 산업보건사에서 매우 중요한 사건으로 단순한 질병 진단을 넘어서, 산업현장에서 노동과 건강의 상관관계를 파악하려는 산업 의학적 접근이었다. 가톨릭의대 산업의학센터의 광산 근로자 건강검진은, 한국 산업화 초기의 노동자 건강 문제를 제기하고 체계적 대응의 필요성을 사회적으로 환기시킨 사건이자, 산업 보건 제도의 시초로서 역사적 의미가 크다.

건강검진 인식 부족과 높은 문턱

우리나라에서 처음 의료보험이 시행되기 시작한 것은 1963년 의료보험법이 제정된 지 14년 만인 1977년이다. 병원 진료비에 부담을 느낀 국민이 병원 문턱을 넘지 못하고 약국에 의존해야 했던 상황을 해결하려는 조치였다. 우선 500인 이상 사업장을 대상으로 직장 의료보험제도를 시행했다. 당시 예산이 부족했던 정부는 의료보험제도 도입에 필요한 재원을 전적으로 대기업에 의존할 수밖에 없었다. 대기업 종사자 중심의 의료보험제도가 처음 시작된 결정적인 이유였다.

지역 의료보험은 1988년 1월 농어촌 주민을 시작으로 1989년 7월 도시 지역으로 확대되어 마침내 전국적 의료보험이 완성되었다. 1977년 7월 직장 의료보험이 시작된 이후 1989년 7월 전국적인 의료보험 실시까지 12년이 걸렸다. 독일을 비롯한 유럽 국가들의 전 국민 의료보험 확대까지 100년 가까이, 일본의 전 국민 의료보험 달성까지는 39년이라는 기간이 소요된 것과 비교하면 세계 유례없는 단기간의 성과였다.

우리나라의 건강보험이 다른 나라에 비해 빠르게 진행된 것에 비해 건강검진은 1980년대까지 특권층의 전유물처럼 여겨졌다. 민간 대형병원에서 종합검진을 도입했지만, 고가의 검진비가 발목을 잡았다. 건강검진이 일반 국민의 권리로 자리 잡기까지의 길은 결코 순탄하지 못했다. 건강검진 대중화의 길은 멀었고, 제도적 뒷받침도 더디게 이루어졌다.

1980년대 중반 이후 산업화와 경제 성장으로 국민의 소득 수준이 향상됨에 따라 건강에 대한 관심과 수요도 함께 증가했다. 국민 건강에 대한 인식이 높아지고 의료 서비스에 대한 수요가 급격히 늘어나면서, 의료 서비스의 대중화가 중요한 사회적 과제로 떠올랐다. 이에 부응하는 새로운 대안이 절실히 필요한 시점이었다.

일본에서 확인한 혈액 검진의 효과

20세기 초, 건강검진은 의학의 필수적인 요소로 자리 잡기 시작했다. 의사들은 체계적인 방법으로 건강검진을 수행하기 위해 노력했고, 이에 필요한 방법과 다양한 검사 도구가 개발

되었다. 이 시기에 개발된 대표적인 건강검진 방법이 방사선 검사, 혈액검사다.

서양의 건강검진을 일찍부터 도입한 일본은 여러 가지 측면에서 우리나라 건강검진의 표본이 되었다. 일본에서 건강검진의 체계적 접근이 시작된 시기는 제2차 세계대전 종전 직후부터였다. 일본은 이 시기 의료 제도의 재정비, 국민 건강 향상, 예방의학 도입을 적극적으로 시도했다. 일본의 건강검진 체계를 정립한 인물은 동경대학 출신 사카구치 교수다. 사카구치 교수는 1954년 동경대학을 떠나 동경제일병원으로 옮겨 인간도크 체계를 정립했다. 인간도크는 선박을 건조하거나 정비하는 시설인 도크에서 딴 명칭이다. 마치 배를 도크에 넣어 정비하듯 개인이 병원에 일정 기간 머물며, 신체 전반을 정밀하게 검진하는 방식과 비슷해서 붙여진 이름이다. 1958년부터는 1박 2일의 간소화된 인간도크 프로그램을 도입함으로써 시간과 비용 부담이 줄어들었으며, 이 프로그램은 오늘날까지 일본을 대표하는 건강검진 브랜드이자 건강관리 문화의 상징으로 여겨지고 있다.

1980년대 초반 KMI 출범에 앞서 일본 건강검진 시스템을 시찰한 의료진의 시선을 끈 것은 단연 일본의 혈액검사 시스템이었다. 당시 일본에서는 적은 양의 혈액을 분석해 질병을 찾아내는 혈액검사가 건강검진의 핵심 표준 항목으로 정착되면서 혈액검사를 광범위하게 시행하고 있었다. 검사 기술도 발전하여 자동혈구분석기 등 기계화된 장비를 본격적으로 도입하여 여러 혈액 성분을 효율적으로 대량 분석했다. 1980년대 일본 건강검진의 혈액검사 주요 항목은 혈구수, 혈색소, 간·신장 기능, 혈당, 이상지질, 감염병 항목(특히 B형 간염 등), 그리고 전신 건강 평가에 관련된 기초생화학 검사로 구성되어 있었다.

일본의 선진화된 혈액 검진시스템을 시찰한 의료진은 많은 사람이 간단한 검사로 질병을 조기에 발견할 수 있다는 것이 놀라웠다. 당시 우리나라에서는 혈액 검진시스템이 도입되지 않아서 대형 병원에 큰 비용을 지급하고 1박 2일 동안 여러 가지 검사를 해야만 혈액검사와 동일한 검진 결과를 얻을 수 있었다.

일본 시찰에서 마주한 혈액검사는 한국의학연구소 출범의 실마리가 되었다. 간단한 혈액검사로 질병이 발생하기 전이나 발생 초기에 미리 진단할 수 있다면, 더 많은 사람이 건강한 삶을 이어갈 수 있을 것이라는 기대를 안고 한국의학연구소가 출범한 것이다.

K-Medical Check-up, KMI

2

건강을 지켜 세상을 이롭게 하는 길

1986 ~ 1990

국내 최초 혈액검사 기반 건강검진 기관 출범

1985년 국내 첫 임상병리 전문센터인 KMI한국의학연구소가 가동을 시작했다. 1980년대 초 일본의 선진 건강검진 시스템 시찰을 통해 혈액 검진 효과를 확인하고 전격적으로 출범을 결정한 것이다. 당시 시찰단은 혈액 검진을 국내에 도입하면 우리나라 건강검진 대중화를 획기적으로 앞당길 수 있을 것으로 기대했다.

1981년 초 일본 시찰 후 4년 5개월 동안의 각종 장비 도입과 시험 가동, 외료진 확보 등의 준비 기간을 거쳐 한국의학연구소가 문을 열게 되었다. 조선일보는 1985년 7월 20일 자 신문에 국내 첫 임상병리 전문센터 설립 기사를 싣고 KMI한국의학연구소 가동 소식을 전했다. 이 기사에는 '순수 민간 연구

조선일보, 국내 첫 임상병리 전문센터 설립 소식을 전한 당시 언론 보도(1985)

소로 발족한 KMI가 최근 각종 장비의 시험 가동을 모두 마치고 본격적인 검사 업무를 개시함으로써, 우리나라도 바야흐로 임상병리 검사의 전문화 대형화시대로 접어들게 됐다'라고 KMI한국의학연구소 출범을 알렸다. 또한 '국내 첫 임상병리 전문 기관이 가동함으로써 혈액검사 받기가 수월해졌으며, 집 근처 병원에서 혈액 10cc만 채취하면 검사 결과를 2일 이내에 통보받을 수 있다'라고 한국의학연구소의 출범 의의를 상세히 소개했다.

KMI한국의학연구소가 도입한 혈액검사 시스템은 당시로써는 매우 획기적인 것으로, 국내 건강검진 확산의 분기점이 될 것으로 기대를 받았다. 특히 전국 지사와 온라인으로 연결되어 있어서 검사 결과를 신속하게 받을 수 있고, 의료보험이 적용됨으로써 저렴한 비용으로 종합검진에 버금가는 효과를 얻을 수 있다는 점은 최대 장점으로 꼽혔다.

KMI의 혈액 검진시스템은 수검자가 집에서 가까운 병의원에서 혈액을 채취하는 것에서 시작된다. 전국에 위치한 한국의학연구소 지사는 수검자의 혈액을 취합해 연구소로 운송하고, 연구소에서는 생화학자동분석기, 혈액자동분석기 등 초정밀 장비를 이용해 혈액을 분석한다. 분석 결과는 온라인망을 통해 해당 지사로 송부되고, 수검자에게 전달된다. 이 모든 과정이 서울과 경기 지역은 하루, 지방의 경우 2일이 소요되었

1. 생화학 자동 분석기

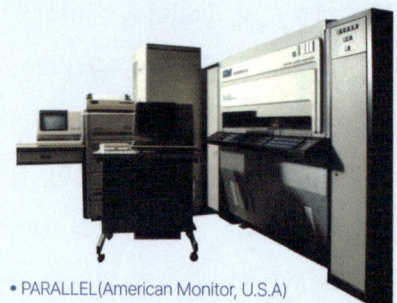

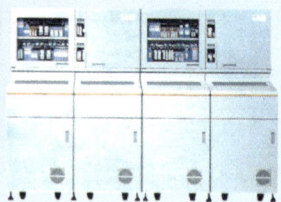

• HITACHI 736-20(Hitachi, Japan)
생화학검사 24항목을 시간당 100검체(2,400건/시간) 분석. 4,000검체 data 저장 가능. Random Access 방식으로 응급검사 용이.

• PARALLEL(American Monitor, U.S.A)
일반 및 특수 생화학검사 30항목을 시간당 240검체(7,200건/시간) 분석. 자동 정도관리 및 자료 보관·통계 가능.

2. 혈액자동 분석기

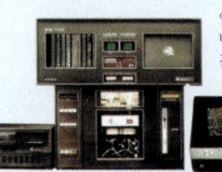

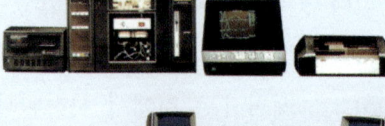

• Coulter Counter Model S Plus IV-D(Coulter, England)
일반혈액검사 외 혈소판·백혈구 백분율 등 18개 항목을 시간당 350검체씩 전자동 분석하는 장비.

• Sysmex K-1000(TOA Medical Elec, Japan)
18개 항목을 시간당 80검체씩 전자동 분석. Data가 프린터에 자동 기록되어 신속 대조 확인 가능.

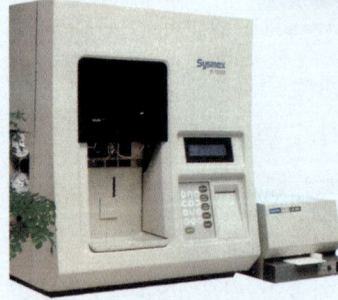

• MARK IX(Point 4, U.S.A)
16MB 주기억장치(CPU)를 갖춘 Host Computer. 검사의뢰부터 결과통보까지 전국 지사 On-line System을 제어.

다. 혈액검사 결과지는 위와 폐를 제외한 신체 전반에 걸친 53개 항목의 검사 결과를 한눈에 볼 수 있도록 일목요연하게 기록되어 있었다. 혈액만을 이용한 검사이긴 하지만 각종 간질환, 신장 기능, 췌장 기능, 철 결핍성 빈혈 및 백혈병 등 혈액질환, 근골격계 질환, 매독 감염 여부 등 다양한 질환을 확인할 수 있었다.

KMI한국의학연구소 출범 당시 연구소 부소장이자 연구위원이었던 이귀령 박사는 조선일보와의 인터뷰에서 '한국의학연구소는 일반인의 종합건강검진도 진행하지만, 기본 설립 목적은 임상병리학 연구의 전문화와 고도화에 있다'라고 한국의학연구소의 설립 목적을 강조했다. 국내에 드물었던 다목적 고속생화학분석기와 전자동 혈액분석기, 효소 면역분석기, 대형 냉장원심분리기 등 고가의 첨단 장비를 도입한 것은 시설과 전문 인력 부족으로 환자 치료의 기본이 되는 병리 검사를 수행하지 못하는 중소 병원을 지원하고자 하는 목적도 있었다. 한국의학연구소는 대형 종합병원에서도 직접 수행하기 어려웠던 세밀한 특수검사까지 대행함으로써 기초 의학 분야의 발전에 기여할 수 있었다.

KMI한국의학연구소 출범에 대해서 의학계의 반응은 매우 호의적이었다. 연세대학교 의과대학 이삼열 교수는 '정부 차원에서 추진해야 할 일임에도 불구하고 민간에서 먼저 나서주어서 고마울 따름이다. 우리 실정에 맞는 권위 있는 검사기관의 출범을 환영한다. 그리고 10만 명 이상의 검진 데이터를 보관할 수 있는 한국의학연구소의 시스템은 우리나라 의학 연구에 큰 도움이 될 것이다'라며 KMI한국의학연구소 출범과 첨단 시스템 도입을 환영한다고 밝혔다.

지역은 달라도 동일한 검진 결과

KMI한국의학연구소의 혈액 검진시스템이 제대로 운영되기 위해서는 중앙분석센터와 지역을 책임지고 있는 지사가 유기적으로 돌아가야 한다. 한국의학연구소는 출범과 함께 서울에 4개의 지사, 인천과 부천, 수원, 대전, 대구에 각각 1개의 지사를 설치했다. 본부와 지사는 신속한 검사 의뢰와 결과 통보를 위해서 온라인 시스템으로 연결되어 있었다.

건강검진 대중화라는 기치를 들고 시작했지만, 처음부터 순조로웠던 것은 아니다. 하지만 하나씩 준비하고 쌓아온 시스템은 점차 제자리를 찾아갔다. 출범 3년 만에 전국 주요 도시에 지사를 세우며 20여 곳에 이르는 네트워크가 형성되었다.

지사의 역할 중에 가장 중요한 것은 수검자로부터 채취한

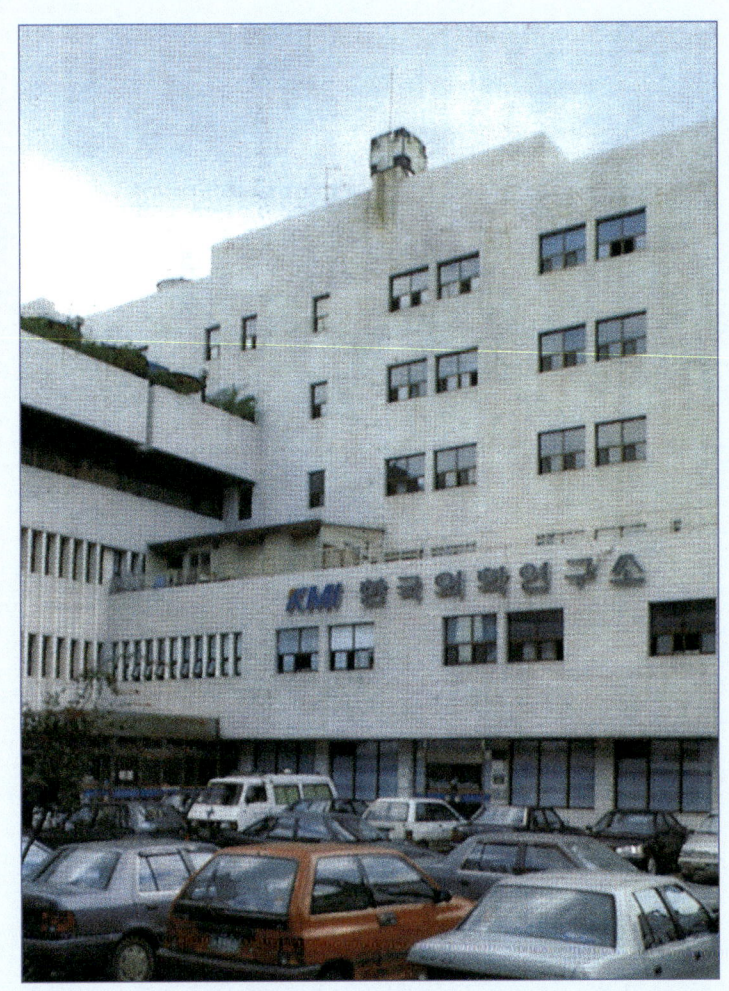

KMI한국의학연구소 개소 당시 전경(1985)

혈액 운송이었다. 병의원에서 채취한 수검자의 혈액을 안전하고 신속하게 중앙분석센터로 이송해야만 검사의 정확도를 높일 수 있었다. 그러기 위해서는 안정적인 시료 운송 체계가 우선되어야 했으며 그 역할을 지사에서 담당했다. 서울, 수원, 인천에서는 자체 차량을 활용했고, 대전과 전주는 고속버스를, 부산과 광주 등 먼 지역은 항공사와 계약해 혈액을 옮겼다. 운송 방식은 서로 달랐지만, 어디에서 채취하든 검사 결과의 신뢰도는 높아야 했다.

건강검진을 받을 수 있는 경로가 다양해지면서 건강검진은 사람들의 일상에 조금씩 스며들기 시작했다. 대한민국 여자 농구를 대표했던 박찬숙 씨는 당시 국가대표로 활약했던 인물이었다. 그녀는 한국의학연구소의 건강검진을 통해 철 결핍성 빈혈 증세를 발견했다. 박찬숙 씨의 사례가 언론을 통해 알려지면서 일상적인 건강검진이 건강을 지키는 데 얼마나 중요한 역할을 하는지 공감대가 형성되는 계기가 되었다.

K-Medical Check-up, KMI

3

뜻을 실천하기에 너무 높았던 현실의 벽

1991 ~ 1996

암 공포 확산과 건강검진 붐 조성

1980년대 중반 이후 우리나라는 경제 호황과 함께 국민 생활 수준이 급격히 높아졌다. 이러한 변화는 건강에 대한 관심 증가로 이어졌다. 1980년대 암 발생 증가의 주요 원인으로 서구화된 식습관, 생활 양식 변화, 흡연, 음주, 환경오염, 스트레스 등이 지목되었다. 특히 중년 남성 중심으로 암 발병이 늘어나면서 암 공포증이 퍼져나갔다. 1983~1989년 기간에는 한국인 사망 원인 통계에서 신생물(암)이 14%로 단일 질병으로는 두번째로 가장 많은 사망자를 기록했다.[1] 1988년 한국인

---

[1] 한국의 사망력 변천과 사망 불평등 / 한국보건사회연구원 연구보고서, 2021

사망 원인 통계에서는 암이 18%로 단일 질병으로는 가장 많은 사망자를 기록했다. 선진국이 될수록 암 환자의 절대 수가 늘어난다는 외국의 경험에 비추어 볼 때 우리나라의 암 환자가 꾸준히 증가할 것은 누구나 예상할 수 있었다. 건강에 대한 관심 증가는 미디어의 영향도 무시할 수 없었다. 건강을 주제로 다루는 TV 프로그램이 증가했고, 이들 프로그램에서는 건강한 삶을 영위하는 방편으로 반드시 정기적인 건강검진을 받아야 한다고 강조했다.

건강에 대한 관심은 건강검진 수요 증가로 이어졌다. 국가 경제는 물론이고 가정 경제를 책임지고 있는 40대 이상의 중년층 남성이 건강검진을 통해 암을 조기 발견해 치료했다는 에피소드가 퍼지면서 종합병원 부설 건강진단센터를 찾는 사람이 증가했다. 이러한 건강에 대한 인식 변화로 건강식품과 헬스클럽 등 건강관리 산업은 예전에 없던 호황을 맞았다. 특히 20만 원 이상 되는 고가에도 불구하고 일부 종합병원 부설 건강검진센터는 검진을 받기 위해 한 달 이상 기다려야 하는 상황이 발생하기도 했다. 건강검진 붐 조성은 소득 수준 향상, 건강 정보 확산이 가장 큰 배경으로 꼽혔다.

건강검진 고급화와 치열한 경쟁

1990년대 초기 대기업 중심으로 사내 복지 정책의 하나로 단체 검진이 도입되면서 건강검진 수요가 증가하기 시작했다. 또한 건강에 관한 관심 증가와 소득 증대는 건강검진 고급화를 이끌었다. 우리나라가 본격적인 고령화 사회로 진입하면서 기대수명 연장과 만성질환에 대한 우려가 커지면서 정기적인 정밀 검진 수요도 함께 증가했다.

대형 종합병원들은 늘어나는 건강검진 수요를 흡수하기 위하여 건강검진센터를 확대하거나 첨단 장비 도입, 시설 고급화 조치에 나섰다. 일부 생명보험회사들은 부설 종합검진센터를 설치하고 계약자를 대상으로 무료 건강검진 서비스를 제공하기도 했다. 생명보험사의 자체 종합검진센터 운영은 의료계의 의료법 위반이라는 지적에 따라 폐지되었지만, 당시 시대 상황을 이해할 수 있는 사례라고 할 수 있다.

서울대병원과 여의도성모병원, 강남성모병원 등에서는 정기적으로 의사와 상담하고 건강검진을 진행하는 가족 평생 건강관리 프로그램을 도입해 인기를 끌었다. 이처럼 건강검진은 우리 사회의 필수 의료 서비스로 완전히 정착했을 뿐만 아니라 다양한 형태로 진화했다.

건강검진 대중화를 목표로 혈액 검진이라는 선진 시스템을 전격적으로 도입한 한국의학연구소는 저렴한 비용, 간편한 검진, 정확한 결과를 제공하기 위해 노력했다. 그러나 사회 전반의 건강에 대한 관심 증가와 이에 따른 건강검진 확산은 대형병원의 건강검진센터 개설로 이어졌고, KMI한국의학연구소는 치열한 경쟁 체제에 대비해야 하는 어려움에 직면하게 되었다.

공익 우선 운영과 자금난에 최대 위기

건강검진 대중화라는 대의를 안고 출발한 한국의학연구소는 출범 10여 년 만에 경영 위기에 직면했다. 대형병원 종합검진에 비해 저렴한 비용으로 건강검진 서비스를 제공한다는 대의를 지키기에는 현실의 벽이 너무 높았다.

KMI한국의학연구소가 경영 위기에 직면하게 된 근본적인 원인은 비영리 재단법인 체제 속에서 안정적인 운영자금 확보의 어려움이었다. 이는 비단 한국의학연구소만의 문제가 아니었다. 대부분의 비영리 의료재단이 겪는 공통적인 어려움이었다. 비영리 의료재단은 초기 투자 이후에도 후속 투자가 이어져야 출범 목적 사업을 수행할 수 있다. 후속 투자 없이 혈액

검진 사업 수익만으로 재단을 운영하기에는 역부족이었다.

특히 B형 간염 무료 검진 등의 공익을 앞세운 경영에 이어 자금난까지 겹치면서 한국의학연구소는 최대 위기를 겪게 됐다. 1980년도부터 1990년도까지 우리 사회는 B형 간염 확산 공포에 시달렸다. 서울대학교 보건대학원에서 발행한 'B형 간염 바이러스 관련 질환의 사회적 비용 추계'에 따르면 B형 간염으로 인한 사회적 손실이 연간 약 1조 783억 원 가까이 다다를 정도였다. 우리나라의 전통적인 생활 습관으로 인해 B형 간염 보균자가 급속도로 증가했다. 그 시기 한국의학연구소는 경기도에서 간암 검진을 시행할 때 B형 간염 검사를 무료로 제공했다. 물론 최소한의 비용을 국가로부터 보존 받았지만, 투입 인력, 장비 등을 고려할 때 턱없이 부족한 실정이었다.

B형 간염 검사를 위해서는 반드시 출장을 나가야만 했지만, 한국의학연구소는 이를 마다하지 않았다. '건강할 때 병원을 찾아야 건강을 지킬 수 있지 않을까?'라는 질문에 답하려는 한국의학연구소의 마음은 한결같았기 때문이다.

KMI는 의사, 간호사, 임상병리사, 사업부, 기타 직원 등 5명이 한 조를 이루는 전담팀을 구성해 현장에서 간염 검사를 위한 혈액을 채취했다. 검진을 원하는 사람에 따라 저렴한 가격에 추가 검진을 진행하기도 하고, 간염 검사는 무료로 진행했다. KMI는 건강검진이 소수의 선택이 아니라 누구나 누릴 수 있는 일상적인 의료 혜택이 되기를 바랐기 때문에 시작한 공적 의료 활동이었다. 이러한 공적 의료 활동은 상당한 부담이 됐고, 이는 고스란히 경영 위기로 돌아왔다.

  1990년 중반 우려는 현실이 되었다. 몇몇 지사가 경영이 부실화되면서 검진비가 제대로 입금되지 않았고, 심지어 분석을 의뢰한 병원에서도 입금을 미루기가 일쑤였다. 혈액 분석을 위해서는 시약이 필수적으로 필요한데 시약 대금을 지급하지 못하는 상황에 이르렀다. 시약 공급 업체에서는 시약 대금을 지급하기 전에는 시약을 추가 공급하지 않겠다며 으름장을 놓는 지경이었다. 심각한 경영 위기는 급기야 직원 임금 체불로 이어지는 최악의 상황으로 이어졌다.

K-Medical Check-up, KMI

4

새로운 리더와 함께 위기 극복

1997 ~ 2005

터널 끝이 보이지 않았던 순간

1995년 KMI한국의학연구소는 출범 10주년을 맞았다. 건강검진 대중화를 기치로 야심 차게 출발했지만 지난 10년은 순탄하지 않았다. 한국의학연구소 구성원들은 혈액을 들고 뛰어다녔고, 밀려오는 혈액 검체를 밤새 분석했다. 경제 성장과 소득 증대는 건강에 대한 관심 증대로 이어졌고, 이로 인해 한국의학연구소가 목표로 삼았던 건강검진 대중화는 빠르게 정착되어 갔다. 한국의학연구소가 출범했던 1985년과 10년 뒤인 1995년의 건강검진 대외환경은 비교할 수 없을 정도로 우호적으로 변했다. 그럼에도 불구하고 한국의학연구소의 경영 환경은 좀처럼 나아지지 않았다. 1996년 무렵에는 치열한 경쟁, 불안정한 자금 흐름의 질곡에서 벗어나지 못하고 최악의 상황에 직면하게 되었다.

　광화문지사를 비롯한 서울의 몇몇 지사를 제외하면 대부분 운영이 어려울 정도였다. 지사들의 상황이 악화된 이상으로 한국의학연구소 본부의 상황도 좋지 않았다. 한국의학연구소의 적자가 쌓이면서 급기야 한국의학연구소 운영을 포기해야 하는 어려운 상황에 직면했다.

　서울을 비롯한 대부분의 대형 병원은 자체 건강검진센터를 운영하고 있었고, 이외에도 많은 건강검진 기관이 건강검진 시장을 두고 경쟁하고 있었다. 이런 상황에서 한국의학연구소는 경영 위기 극복을 위한 특단의 조치가 필요한 상황이었다. 그렇지 않으면 청산 절차를 거치게 되고, 구성원들은 직장을 잃고 뿔뿔이 흩어져야 하는 최악의 상황을 맞이할 수밖에 없었다.

　총체적인 위기 상황에서도 광화문지사는 전국 20여 개 지사 중에서 가장 모범적으로 운영되고 있었으며, 위기 상황을 훌륭히 극복하고 있었다. 그 리더십의 중심에 이규장 대표가 있었다. 그는 한국의학연구소의 출범 이유와 존재 이유를 누구보다 잘 이해하고 있는 인물이었다. 따뜻한 카리스마와 유쾌한 사고로 사람의 마음을 사로잡는 능력의 소유자였다. 그의 활약에 힘입어 광화문지사는 한국의학연구소를 지탱하는 최후의 보루 역할을 하고 있었던 것이다.

이규장 대표의 능력을 높이 본 한국의학연구소 이사회는 그에게 한국의학연구소 경영에 참여해 줄 것을 제안했다. 깊은 수렁에 빠진 한국의학연구소 경영 정상화와 지속적인 성장을 이끌 리더로 적임자라고 판단한 것이다.

건강검진 대중화 위한 구조조정 단행

이규장 대표는 한국의학연구소 재단 전체를 이끌어달라는 제안이 뜻밖이었기에 당황할 수밖에 없었다. 한국의학연구소의 존재 이유를 누구보다 잘 알고 있었고 앞으로도 우리 사회의 의료 선진화를 위해서 꼭 필요한 조직이라고 믿고 있었지만, 제안을 선뜻 받아들이기는 쉽지 않았다.

이규장 대표가 재단 전체를 이끄는 이사장직 제안을 거듭 고사하자 한국의학연구소 이사회는 여러 경로를 통해 이규장 대표의 마음을 돌리기 위해 노력했다. 하지만 그의 생각은 변함이 없었다. 그리고 거듭된 제안과 고사가 이어졌다. 이규장 대표는 자신이 한국의학연구소를 제대로 이끌기에는 경영 현실이 결코 녹록하지 않다고 생각했기 때문이다. 하지만 주변 동료들의 생각은 달랐다. 그들은 이규장 대표가 한국의학연구소를 이끌 적임자라고 생각했다. 그가 나서주기만 한다면 한국의학연구소가 출범했을 때처럼 에너지 넘치는 조직으로 거듭날 것이라고 믿었다. 동료들이 나서서 이규장 대표를 설득하기 시작했다. '대표님의 입장을 충분히 이해하지만, 한국의학연구소에는 대표님 같은 리더가 필요합니다. 대표님이 경영 일선에 나서주셔야 우리가 흩어지지 않고, 한국의학연구소를 지속할 수 있습니다.'

이규장 대표는 동료들의 진심 어린 설득을 더는 외면할 수 없었다. 마침내 KMI한국의학연구소 이사장을 맡기로 결심하고 이사회에 필요한 절차를 진행해 달라고 이야기했다. 1997년 이규장 대표는 재단법인 한국의학연구소 신임 이사장으로 취임했다. 이규장 이사장은 먼저 한국의학연구소 경영 정상화를 위해 재단본부 이전과 구조조정을 서둘렀다. 먼저 부천에 있던 재단본부와 중앙분석센터를 광화문지사가 있는 세종빌딩으로 이전했다.

두 번째는 구조조정이었다. 방만한 경영으로 경영 위기를 겪고 있던 부실 지사 정리를 시작했다. 지사 정리는 2004년대 초반까지 꾸준히 이어져 20여 개에 이르던 지사를 6개로 축소했다. 힘든 결단이었지만 상처에 새살을 돋게 하려면 고통스럽더라도 환부를 도려내야 했다. 구조조정은 고통스러웠지만 막대한 부채를 떠안는 부담을 줄이기 위한 냉철한 선택이었다.

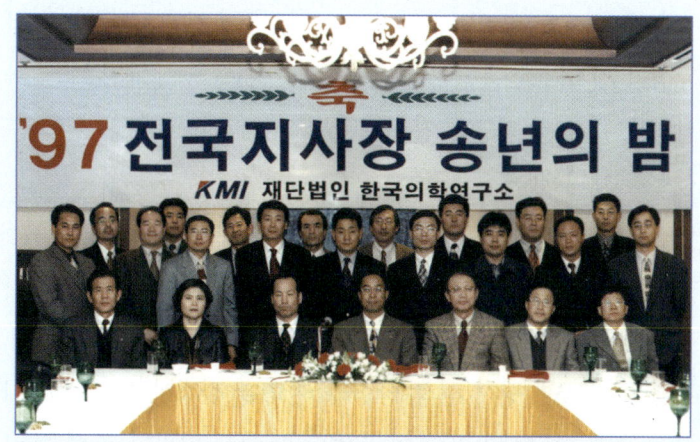

KMI 20개 지사장이 함께한 '송년의 밤' 행사(1997)

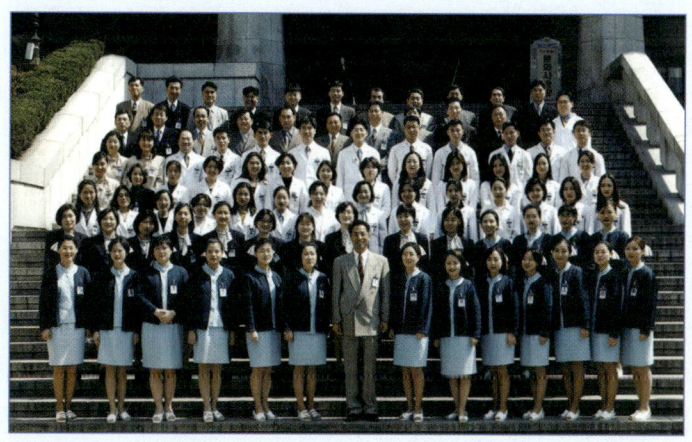

이규장 이사장과 임직원이 함께한 단체사진(1998)

운영 방식도 건강검진 운영 기관에 적합하게 바꾸었다. 임상병리 검사기관 중심에서 건강검진 개념을 구체화해 가는 과정에서, KMI는 전국에 흩어져 있던 지사들을 필요한 지역 중심으로 재편했다.

전국에 흩어져 있는 네트워크를 정리함으로써 규모는 줄었지만, 방향은 오히려 또렷해졌다. 무작정 확장하기보다, 건강검진의 대중화를 위해 밀도 있는 운영체계를 고민한 결과였다. 지금 돌아보면, 당시 성장 방향을 선회한 결정이 오늘의 KMI가 되는데 단단한 밑거름이 되었다. 내실을 다지며, 중심을 잃지 않으려 애쓴 시간이었다.

'평생 건강관리 파트너' 향한 새출발

이규장 이사장은 KMI한국의학연구소의 새출발을 선언하고 '평생을 건강하게'라는 슬로건을 실현하기 위한 경영 목표로 '평생 건강관리 파트너'를 천명했다. 슬로건 만으로 구성원들에게 명확한 목표 의식을 심어주기 부족하다고 느꼈기 때문에 한국의학연구소가 목표하는 바를 분명히 밝힌 것이다. 또한 고객에게 세계 최고를 지향하고 있는 검진 기관이라는 믿음과 자긍심을 심어주기 위해서 슬로건을 변경한 것이다.

신임 이규장 이사장은 KMI가 고객과 임직원에게 절대적 신뢰를 받을 수 있는가 성찰하는 마음으로 다섯 가지 경영 철학을 천명했다. 그리고 임상병리 분야는 물론이고 우리나라 의료 발전에 기여하겠다는 설립 목적도 다시 되새겼다. 이규장 이사장은 '한국의학연구소'라는 조직 명칭의 무게를 누구보다 무겁게 받아들이고 있었다. '연구소'라는 이름에 담긴 의미를 헛되게 하지 않기 위해서 목적 사업을 분명히 밝혔다.

경영 철학
- 고객사랑 : 고객은 우리에게 가장 소중한 분이다.
- 정도경영 : 기본에 충실하자
- 직원행복 : 직원의 행복은 고객의 행복이고 회사의 행복이다.
- 나눔경영 : 나눔은 함께 행복해지는 지름길이다.
- 종합검진 대중화 : 생명을 소중히 여기며 국민을 사랑하는 마음으로 다가가자

목적사업
- 의학 분야의 조사연구 사업
- 질병의 조기 발견 및 치료를 위한 내·외국인에 대한 건강검진사업
- 의학 정보수집 및 질병 예방, 국민건강증진을 위한 계몽사업
- 취약계층을 위한 사회공헌사업

불행은 혼자 오지 않는다

KMI한국의학연구소가 이규장 이사장을 중심으로 새로운 도약을 모색하기 위해 체제를 정비하고 있을 무렵 지금껏 경험하지 못했던 환난이 한국의학연구소의 앞을 가로막았다. 1997년 연말 우리나라는 모라토리움 선언을 검토할 정도로 심각한 외환 위기에 몰렸다. 결국 정부는 당면한 외환 위기를 극복하기 위해 국제통화기금에 구제금융을 신청했다. 이른바 IMF 외환 위기가 우리 사회 전체를 공포에 몰아넣은 것이다. 국영 기업의 통폐합, 대기업의 줄도산, 이에 따른 실업, 자영업자의 폐업 등 우리나라 경제는 파산 지경에 이르렀다.

한국의학연구소도 국가 경제 위기의 영향을 피할 수 없었다. 어쩌면 위기가 몰고 온 파도를 가장 정면에서 맞은 곳 중 하나가 한국의학연구소일 것이다. 기업들은 경영 위기 극복을 위해 극도의 긴축 경영과 구조조정을 단행했다. 기업들은 가장 먼저 직원 복지를 축소했다. 말로는 직원의 건강이 가장 우선이라고 했지만 가장 먼저 직원 건강검진을 중단했다. 기업 임직원의 건강검진이 핵심 사업 영역이었던 한국의학연구소에는 치명타였다. 새로운 검진 의뢰가 끊긴 것은 물론이고 이미 진행한 건강검진에 대한 정산마저 우선순위에서 밀려났다.

조직을 정비하고 희망을 안고 새롭게 출발할 무렵이었기 때문에 한국의학연구소 구성원에게 다가온 충격은 상상 이상이었다. 급여 지급날짜를 지키지 못하는 것은 물론이고, 혈액 분석 등을 위한 시약 구매도 못하는 지경에 이르렀다. 수금을 위해 발 벗고 나서고 급전을 융통하기 위해 동분서주하며 하루를 보냈다. 이렇게 급한 불을 끄기에 급급한 나날이 이어졌다.

우리는 식구다

어려움을 겪을 때 진정한 친구가 누구인지 알 수 있다는 말이 있다. KMI한국의학연구소는 IMF 경제 위기를 겪으면서 미래의 동반자가 누구인지 알 수 있었다. 수검자로부터 채취한 혈액은 중앙분석센터에 들어오는 당일 분석을 진행해야 한다. 그러기 위해서는 충분한 시약이 필요하다. 시약 업체에 대금을 제대로 지급하지 못하는 상황이 이어지자, 시약 공급이 끊어지기 일쑤였다. 시약이 없어 발만 동동 구르고 있을 때 시약 공급을 하겠다는 구세주가 나타났다.

하늘이 무너져도 솟아날 구멍이 있다는 속담이 빈말이 아니었나 보다. 그 업체는 시약 대금 걱정하지 말고 시약을 주문하라고 했다. 한국의학연구소는 당시 시약 공급을 약속했던 업체와 지금까지도 거래를 지속하고 있다. 어려울 때 함께 해준 친구의 신의를 잊지 않을 것이며, 그 업체가 거래하지 않겠다고 할 때까지 그 업체와의 의리를 지켜갈 것이다.

한국의학연구소 구성원들도 고통을 분담하는데 기꺼이 나섰다. 임직원들은 급여 지연과 삭감이라는 고육지책에 두말하지 않고 자신의 자리를 꿋꿋이 지켰다. 그들은 능력 있는 임직원이었고, 의료진이었다. 어딜 가든 환영받을 수 있는 능력자임에도 불구하고 한국의학연구소를 떠나지 않고 고통을 분담했다. 한국의학연구소 이사장을 맡기로 한 힘든 결단을 내린 이규장 이사장을 외면하지 않겠다는 신뢰의 표시로 자신의 자리를 지킨 것이다.

이규장 이사장도 위기 극복을 위해 일선에서 진두지휘했다. 살던 집이며 신용 등을 담보로 대출을 받아 운영자금으로 투입했다. 하지만 워낙 어려운 시기여서 '언 발에 오줌 누기였다.' 온갖 노력에도 불구하고 얼마 버티지 못하고 자금난은 되돌아왔다. 이규장 이사장은 자금난의 무한 반복되는 상황을 끊기 위해서는 특별한 조치가 필요하다고 판단했다. 지금처럼 급한 불을 막기 위해서 안달하기보다 더 큰 미래를 담보할 수 있는 조치, 자금난의 무한루프를 끊을 수 있는 투자금 유치가 필요하다고 판단했다.

극적인 자금유치로 숨통이 트이다

사회 각계각층의 인사들과 유대관계를 맺은 것은 물론이고 신뢰를 기반으로 관계를 지속해온 이규장 이사장의 넓은 인맥은 한국의학연구소가 위기를 극복하는 데 큰 힘이 되었다. 이 이사장은 평소 잘 알고 지내던 자산가를 찾아가 회사 운영자금으로 쓸 20억 원을 빌려달라고 했다. 당시는 IMF 외환 위기가 정점을 찍고 있을 무렵이었다. 대기업도 자금이 없어서 부도가 났다는 뉴스가 신문을 도배하다시피 할 때였다.

이런 시기에 대뜸 20억 원이라는 거금을 융통해달라는 이규장 이사장의 요청은 헛웃음을 짓게 하기에 부족함이 없었다. 하지만 그 자산가는 이규장 이사장이 허언할 사람이 아니라는 것을 누구보다 잘 알고 있었다.

'이 양주 한 병 다 마시면 당신이 필요로 하는 돈을 빌려주리다.'

자산가는 다른 어떤 조건도 달지 않았다. 평소 술을 입에도 대지 못했던 이규장 이사장은 그 자리에서 양주 한 병을 벌컥 다 마셨다. 한국의학연구소를 살리겠다는 생각이 육체의 고통을 감내하게 한 것이다. 자금을 융통해 준 자산가는 양주 한 병으로 이규장 이사장의 목숨을 건 각오를 확인한 것이다. 이규장 이사장이 확보한 20억 원은 한국의학연구소의 자금난

해소에 큰 도움이 되었을 뿐만 아니라 미래를 담보할 최신 장비 도입 자금이었으며, 한국의학연구소의 미래를 여는 마중물이었다.

이규장 이사장의 헌신에 힘입어 눈앞의 자금난에서 벗어난 한국의학연구소는 안정적인 운영 전략 수립을 위한 논의를 진행했다. 금융회사에서 근무한 경험이 있는 임원이 주목할 만한 아이디어를 제안했다. 일정 금액의 보증금을 선납하면 일정기간 검진을 제공하는 멤버십 상품을 판매하자는 것이었다. 한국의학연구소는 그 아이디어를 바탕으로 멤버십 상품을 출시했다.

모든 임원이 신상품 판매 영업 사원으로 발 벗고 나섰다. 부모 형제는 물론이고 가까운 친척, 친구 등을 찾아가 멤버십 상품의 장점을 설명하고 가입을 권유했다. IMF 시기임에도 불구하고 기대 이상의 멤버십 가입 실적을 달성했다. 어려울 때일수록 건강을 챙겨야 한다는 설득이 통한 것이다. 보증금은 당시로써는 적지 않은 금액이어서 한국의학연구소가 IMF 파고를 무사히 넘길 수 있었던 버팀목 역할을 했다.

동가숙서가식 출장 검진이 효자 역할

위기 극복의 열쇠는 바로 현장에 있었다. IMF 외환 위기가 몰고 온 절체절명의 시기를 극복하는 데 가장 결정적인 역할을 한 것이 출장검진이었다. KMI한국의학연구소는 출장검진으로 기업 고객 유치를 확대할 수 있었고, 이를 기반으로 새로운 도전에 나설 수 있는 물적 기반을 마련했다.

한국의학연구소는 1980년대 후반부터 산업현장과 지역사회를 중심으로 출장검진에 본격적으로 나서기 시작했다. KMI의 출장검진은 단순히 의료 장비를 이동시키는 것이 아니라, 건강검진을 일상 속으로 가까이하려는 시도였다.

한국의학연구소 구성원들은 출장검진 수요가 있는 곳이라면 전국 어디든 즐거운 마음으로 찾아갔다. IMF로 기업 단위의 건강검진이 축소되고 있는 시기였는데 산간벽지라도 출장검진 의뢰가 오면 여간 반가운 것이 아니었다. 현대자동차처럼 큰 업체에 출장검진을 진행할 때는 한 달 동안 현장 주변에서 숙식을 해결해야 할 때도 있었다. 힘들고 어려운 출장검진이었지만 일이 있다는 것 자체가 행복했던 시간이었다.

출장검진 도입 초기에는 힘든 순간도 많았다. 이른 새벽 검진 장비를 차에 싣는 순간부터 쉽지 않은 일이었다. 무거운 장비를 승합차에 싣는 것도 고역이지만, 엘리베이터가 없는 건

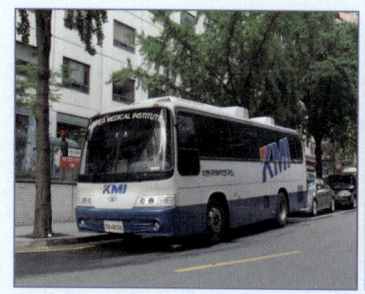
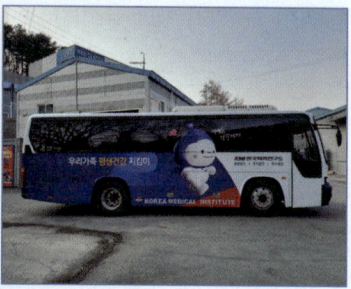

시대의 흐름에 따라 변화를 거듭해 온 KMI 출장검진 버스(과거와 현재)

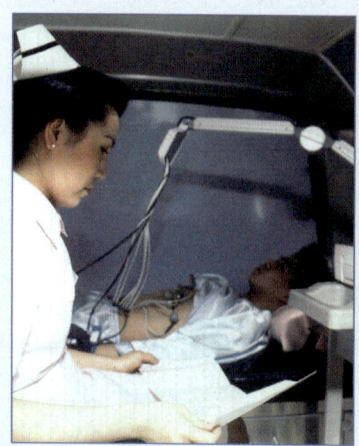
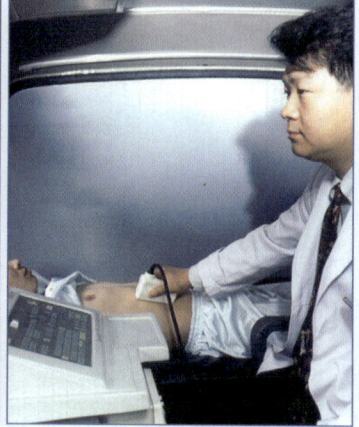

출장검진 버스 내부에서 진행된 심전도와 초음파 검진(1999)

강검진 현장을 만나면 일일이 들고 메고 장비를 옮겨야 했다. 수검자로부터 채취한 혈액 샘플을 중앙검진센터로 이송할 때도 우여곡절이 많았다. 혈액을 이송할 때는 섭씨 2~8도를 유지해야만 한다. 무더위가 기승을 부리는 여름에는 아이스박스의 보냉제가 모두 녹아서 궁여지책으로 아이스크림을 채워 넣었던 적도 있었고, 겨울 맹추위가 기승을 부릴 때에는 혈액이 얼어서 적혈구가 파괴되는 것을 방지하기 위해 노심초사했다. KMI 출장검진이 지켜온 가치는 단지 '이동하는 검진'이 아니라, 어떤 환경에서도 결과의 신뢰를 잃지 않으려는 묵묵한 마음이었다. 검체 하나하나에 담긴 그 마음은, 지금도 출장검진의 품질을 떠받치는 보이지 않는 힘이 되고 있다.

출장검진의 어려움은 출장검진 전문 차량 도입과 검체 전용 운반업체를 활용하면서 해소되었다. 하지만 당시 출장검진에 동참했던 한국의학연구소 구성원들은 힘들고 어려웠던 그 순간이 가장 보람 있었고, 신났던 시기라고 입을 모은다. 이사장부터 말단 직원까지 모두 함께 위기를 극복하기 위해 마음을 모았던 시기, 되돌아보면 바로 그때가 한국의학연구소가 본격적으로 성장을 시작한 시기였다.

위기가 곧 기회

세계는 뉴 밀레니엄에 열광했다. 특히 우리나라는 20세기 말 IMF라는 초유의 사태를 경험했기 때문에 뉴 밀레니엄은 더욱 각별했다. 한국의학연구소도 21세기 시작과 함께 위기에서 벗어나 도약을 위한 기반을 마련하는 데 힘을 쏟고 있었다. 1999년 국내 의료기관 최초로 국제 품질보증 ISO9002를 획득하고, 특수건강진단기관 및 작업환경측정기관으로 지정됐다. 2001년 보건복지부 장관상 수상과 2003년 부산 검진센터 개원 등의 성과로 한국의학연구소 구성원들의 사기도 높아졌다.

이러한 성과들에 힘입어 한국의학연구소는 센터 재정비에도 나섰다. 새로운 도약을 위한 기반을 더욱 단단히 다지기 위함이었다. 수도권에서는 광화문, 강남, 수원을, 주요 지방 도시에는 부산, 대구, 광주의 시설을 재정비했다. 이와 함께 기존 '지사'라는 명칭을 '센터'로 일괄 변경했는데, 이는 단순히 이름을 바꾼 것이 아니라 해당 지역을 총괄하는 역할을 담당한다는 의미를 담은 것이었다.

조직 체계의 변화는 긍정적인 효과가 많았다. 조직 개편 논의를 시작할 때만 해도 검진 수가 줄어 매출이 줄어들 것이라고 걱정하는 임직원이 많았다. 하지만 그 우려는 얼마 지나지

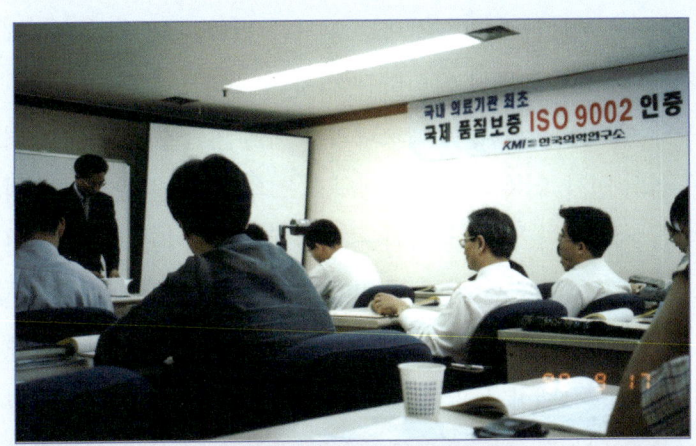

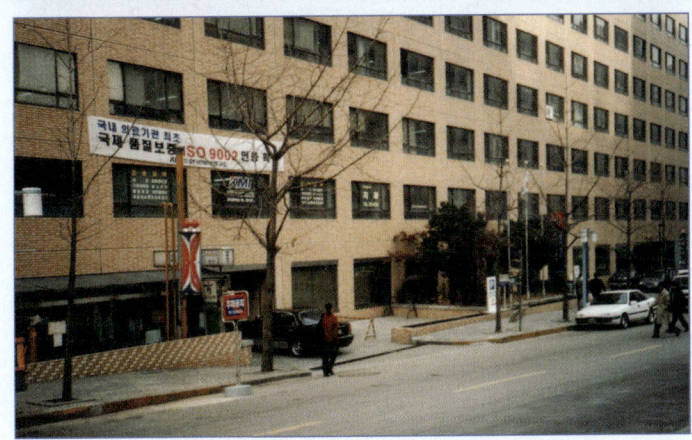

KMI, 국내 의료기관 최초로 국제 품질 보증 ISO9002 인증 획득(1999)

앉아 기우에 불과했던 것으로 판가름 났다. 새로운 운영체계가 자리 잡음으로써 오히려 관리가 수월하고 투명해져 회사 운영 체계가 잡혔다. 특히 하나의 체계에 의한 통합 교육, 능력 중심의 인사, 업무 라인이 정립되자 조직이 일사불란하게 움직이기 시작했다. 이러한 효과는 매출 증대로 이어졌다. 위기가 새로운 도약의 발판이 된 셈이다.

  조직의 위기는 어떻게 대응하느냐에 따라 성패를 좌우한다. 어려움을 감내하고 과감한 변화를 추진하면 조직을 더욱 탄탄하게 만든다. 한국의학연구소의 조직 개편은 바로 과감한 변화였고, 이를 잘 따라준 구성원 덕분에 한국의학연구소는 새로운 성장 동력을 갖추게 되었다.

K-Medical Check-up, KMI

5

건강검진 대중화의 승부수

2006 ~ 2020

'신의 한 수'가 된 여의도 검진센터 개원

2006년 개원한 여의도 검진센터는 KMI한국의학연구소의 전문성과 노하우가 고스란히 담겨 있는 곳이었다. 고급스럽고 편안한 공간, 효율적인 검진 동선, 고품격 서비스 등 여의도 검진센터가 추구한 혁신은 화제가 되었다. 여의도 검진센터가 주도한 VIP 맞춤형 건강검진은 건강검진의 패러다임을 바꾸어 놓았다.

여의도 검진센터가 자리 잡은 여의도는 금융과 정치, 언론이 어우러진 밀집지였고, 수많은 기업과 조직이 활동하는 장소였다. 2000년대 들어 여의도는 새로운 전환기를 맞고 있었다. 서울특별시와 정부는 여의도를 국제 금융산업의 중심지, 금융특화지구로 육성하기 위해 다양한 정책을 본격 추진 중이었고, 이 변화는 산업뿐 아니라 도시의 문화와 복지 구조까지 빠르게 바꿔놓았다.

여의도 검진센터 개원은 한국의학연구소의 승부수였다. 그러나 검토 초기에는 한국의학연구소 내부에서 무리한 투자라는 우려의 목소리가 컸었다. 당시 한국의학연구소는 겨우 위기에서 벗어나 안정화에 접어들고 있었다. 여전히 갚아야 할 대출금도 많았고, 지방의 센터들은 경영에 어려움을 호소하고 있었다.

'새 검진센터를 개설하려면 또다시 대출을 받아야 합니다.'

'여의도라면 임대료도 만만찮을 텐데 부담되지 않을까요?'

'지역 센터들은 적자로 허덕이고 있습니다. 본부에서 지방 센터 적자를 메꿔주는 상황인데 센터를 더 개원하는 것은 무리입니다.'

내부의 강한 우려에도 불구하고 이규장 이사장의 여의도 검진센터 개원 의지는 단호했다. 평소 임직원의 의견을 존중하는 이규장 이사장이었지만 이때만큼은 자신의 뜻을 굽히지 않았다.

'서울에 건강검진센터 3개는 있어야 건강검진 대중화를 실현할 수 있습니다. 여의도는 우리나라 금융의 중심지입니다. 이곳에 한국의학연구소 검진센터를 설치해야 우리나라 건강검진 시장을 주도할 수 있습니다.'라며 이규장 이사장은 임직

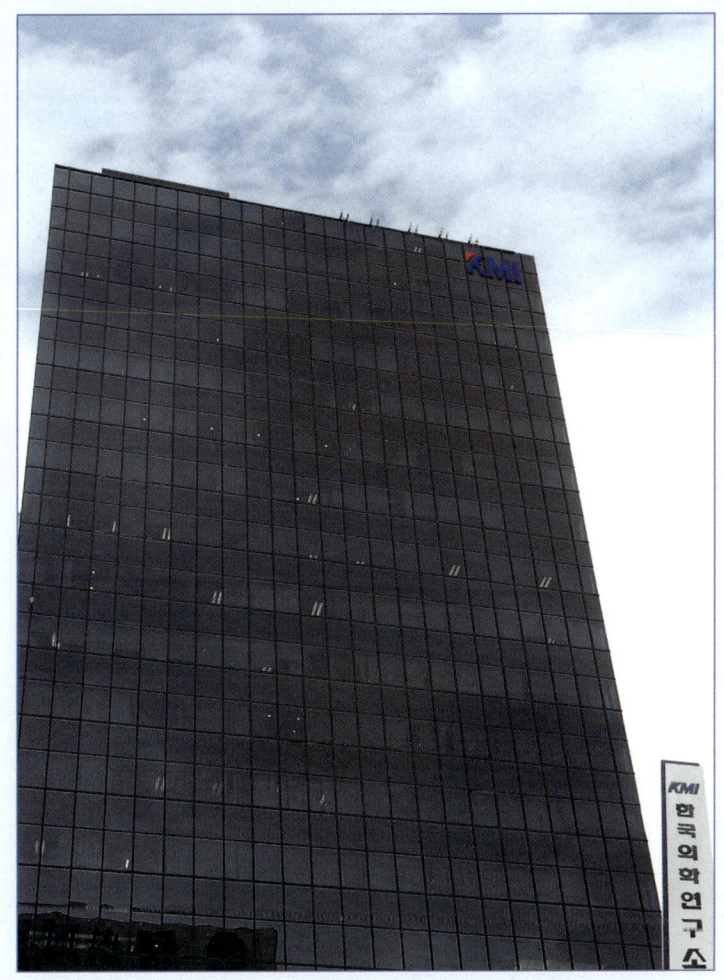

여의도 검진센터 전경(2006)

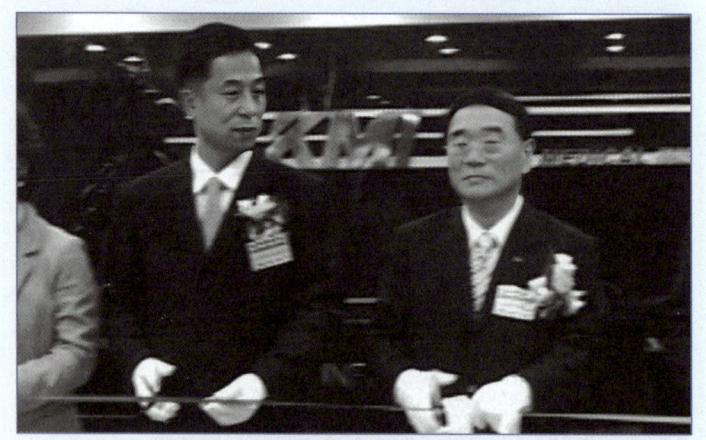
여의도 검진센터 개소식 행사(2006)

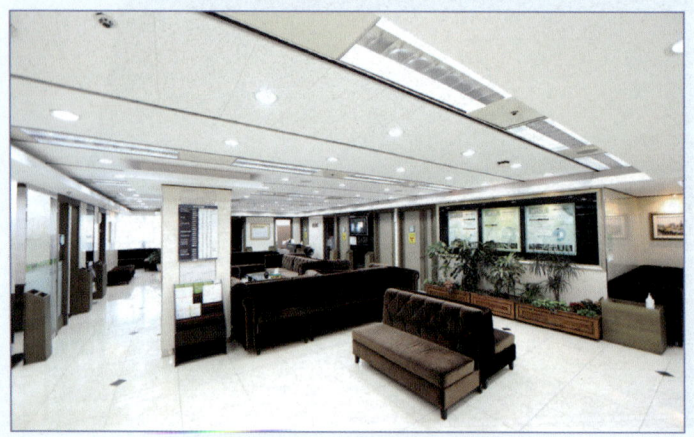
여의도 검진센터 내부(2006)

원을 설득했다. 이규장 이사장의 결의에 찬 목소리에 절실함이 담겨 있었다.

재단본부는 이규장 이사장의 뜻에 따라 빠르게 여의도 검진센터 개원 준비를 진행했다. 고급스러운 인테리어, 효율적인 검진 동선, 최신 검진 장비 도입, 최고의 의료진까지 어느 것 하나 최고가 아닌 것이 없었다. 여의도 검진센터는 개원과 동시에 여의도는 물론 근처 지역의 기업 건강검진을 순식간에 흡수하기 시작했다. 뛰어난 시설과 의료진이 있는 검진센터가 인근에 있는데 굳이 다른 곳으로 갈 이유가 없었다.

광화문, 강남, 여의도까지 서울의 3대 핵심 거점센터를 구축한 한국의학연구소는 우리나라 최고의 건강검진 기관이라는 위상을 갖추게 되었다. 여의도 검진센터에서 건강검진을 받은 수검자들의 반응도 뜨거웠다. 그동안 경험하지 못했던 고품격 서비스에 감동했고, 한국의학연구소 여의도 검진센터에서 건강검진을 받은 것에 자긍심을 갖게 되었다. 수많은 우려를 뒤로하고 여의도 검진센터 개설은 한국의학연구소가 도약하는 결정적 계기가 되었고, 한국의학연구소가 40년 역사를 이어올 수 있는 동력이 되었다. 또한 여의도 검진센터 개원은 우리나라 건강검진 시장의 변화와 수검자의 니즈를 정확하게 파악한 이규장 이사장의 혜안을 엿볼 수 있는 대목이기도 하다.

기업 고객 위한 패키지 건강검진 도입

1987년 민주화운동과 1990년 기업들의 고도성장에 힘입어 노사 간 단체협약 내용이 더 풍부해지고 다양해지기 시작했다. 특히 일하는 노동자들을 위한 다양한 복지가 주요 의제로 등장하면서, 대부분의 노조에서는 단체협약에 직원들의 건강관리 및 복리후생 관련 항목을 포함하기 시작했다. 당시 노동조합과 기업 복지의 접점에서 건강검진이 주요 교섭 항목으로 떠오르고 있었다. 건강검진은 단순한 복지 혜택을 넘어 구성원의 건강을 체계적으로 관리하는 고도화된 복지 개념으로 발전하고 있었다. 기업에서도 구성원의 건강은 지속 가능한 성장의 필수 요소로 여겼기 때문에 한국의학연구소의 산업 특성에 맞는 패키지 건강검진을 환영했다. 시간이 지나면서 직원 복지 차원에서 건강검진 지원 대상을 본인뿐만 아니라 가족 등 부모님의 건강검진까지 확대하는 기업이 늘어났다.

여의도에는 금융과 방송사 등이 밀집되어 사무직 종사자의 건강검진 수요가 많았다. 여의도센터는 개별 수검자가 아닌 기업 단위의 검진, 항목 나열이 아닌 건강관리 설계를 목표로 삼았다. 기업마다 서로 다른 구성원의 특성을 고려해 검진 범위와 결과 제공 방식, 상담까지 맞춤형으로 정비해 나갔다. 종합검사가 불모지이던 시절, 한국의학연구소는 건강보험공단 검진에서 충족시킬 수 없는 내용을 보완한 종합검사 패키지를 만들어 기업과 노동조합에 제공했다.

여의도센터는 기술적으로도 핵의학 검사실, 고해상도 내시경, 정밀 분석 장비 등을 차례로 도입해, 종합검사 패키지의 선구자로서뿐만 아니라, 종합검진의 대표기관이라는 위상을 확보해 나갔다. 여의도센터의 혁신은 결국 기업 고객 유치에 큰 힘이 되었을 뿐 아니라 한국의학연구소의 경쟁력이 되었다.

종양표지자 검사, 암 정복의 길을 찾다

암이라는 단어는 누구에게나 낯설지 않다. 그러나 그것이 내 이야기일 수 있다는 데 이르면 이야기가 달라진다. 여전히 많은 사람은 암을 멀리 있다고 느끼지만 그렇지 않다는 것이 현실이다. 암이 무서운 것은 조용히 다가와 천천히 일상을 파괴하기 때문이다. 증상이 분명하게 드러나기 전까지는 스스로를 병이라 여기지 않기에, 정작 이상 증상을 느끼고 병원을 찾았을 때는 생을 정리할 마음의 준비를 할 여유조차 주지 않는다. 조기 발견이 암을 이겨내기 위한 최선의 치료법이며, 주어진 생의 시간을 지켜내는 가장 적극적인 방법인 것이다. 암은 다른 어떤 병보다 진단이 빠를수록 치료의 여지는 커지고, 가능성도 그만큼 넓어지기 때문이다.

KMI는 출범과 함께 첨단 분석 장비를 도입하고 암 검진의 새로운 지평을 열었다. 국내에서 혈액 기반 암 검진이 낯설었던 시기에, KMI는 혈액을 이용한 종양표지자 항목을 검진에 도입했다.

혈액은 사람 몸무게의 약 6~8% 정도를 차지하고 있는 체액 성분으로 약 55%의 혈장과 45%의 혈구 성분으로 이루어져 있다.[2] 혈액은 체내에서 혈관을 통해 흐르면서 여러 장기에 산소와 영양분을 공급하고, 감염에 맞서 싸울 수 있는 항체나 세포를 전달하기도 하며, 출혈이 발생하면 혈액을 응고시켜 출혈을 방지하는 등의 기능한다. 혈액에는 개인의 건강 상태를 나타내는 중요한 정보가 담겨 있으므로 혈액검사를 통해 얻은 결과를 해석함으로써 다양한 질환을 조기에 발견하고 진단하는 데 큰 도움을 받을 수 있다.[3]

특히 종양표지자검사는 정상 세포에서는 발견되지 않거나 미량으로 존재하는 물질이지만 암세포에서 과다하게 생성되

---

[2] 혈액 한 방울로 건강 상태를 알아낸다 / 과학과 기술
[3] 산업보건, no.178, 2003년, p.61-64 혈액의 기능

거나 방출되어 체액 내 농도가 높아지는 물질을 측정함으로써 암을 조기 진단할 수 있다. 종양표지자는 암의 종류, 병기, 진행 정도, 치료 반응 등을 파악하는 데 활용될 수 있으며, 암의 조기 발견, 진단, 치료 효과 평가, 재발 관찰 등에 유용한 정보를 제공한다.

한국의학연구소가 종양표지자검사를 도입할 당시만 하더라도 대부분의 암 검진은 외과적 진단이나 영상 검사에 의존하고 있었다. 혈액으로 암을 감지한다는 개념은 낯설게 여겨지던 때였다. KMI는 건강검진의 대중화와 조기 발견을 실현하기 위해, 대장암, 간암, 전립선암, 유방암 등 주요 암종에 반응하는 종양표지자 항목을 검진 항목에 과감히 포함시켰다.[4]

혈액 종양표지자는 암세포가 단백질이나 호르몬, 효소와 같은 항원을 혈액 속으로 배출하는 특성에 주목하는 검진 방법이다. 극히 미량의 물질들을 측정함으로써 암의 존재를 짐작할 수 있다.

종양표지자 검사는 암세포 유무뿐 아니라 그 위치까지 파악하는 데 도움을 준다. 항원이 있으면, 그에 반응하는 항체를 몸 밖에서 만들어 방사성 동위원소를 붙인 뒤 인체에 주입한

---

[4] 「종양의 분자생물학적 표지자」 / 대한이비인후과학회지, 2004

다. 이 항체는 항원을 찾아 암세포에 달라붙고, 이때 방출되는 방사능을 통해 암의 위치를 찾아낼 수 있다. 이는 단순히 항목을 추가하는 것을 넘어, 눈에 보이지 않던 암의 흔적을 한 방울의 혈액에서 포착하려는 노력이며, 치료 중심의 검진에서 예방 중심의 검진으로 방향을 전환하는 중요한 시도였다.

KMI의 한발 앞선 시도는 이후 타 기관의 벤치마킹 대상이 되었고, 민간 검진기관 대부분이 암 조기 발견을 위해 활용하는 표준처럼 되었다. 이 흐름은 국가 암 검진사업이 본격적으로 확대되기 시작한 2000년대 초반보다 몇 년 앞선 시도였다는 점에서 의미를 더한다. 암을 예방할 수 있는 확실한 방법은 아직 밝혀지지 않았지만, 그 원인 인자가 뚜렷이 밝혀진 암의 경우 예방도 가능하다. 이뿐 아니라 현재는 암 조기 발견을 위한 KMI의 노력이 숫자로 증명되고 있다.

2024년 한 해 동안, KMI 건강검진을 통해 3,928건의 암이 조기에 발견되었다. 최근 몇 년 사이 암 진단 건수는 매해 꾸준히 증가해 왔고, 지난 10년간 누적된 진단 사례는 2만 건을 넘었다.

해마다 늘어나는 암 진단과 조기발견 수치는 단순한 통계를 넘어, 조기 발견과 예방의 길을 성실히 걸어온 시간의 기록이다. 갑상샘암, 대장·직장암, 유방암, 위암, 폐암, 간암, 췌장암 등 이름만 들어도 막막한 질환들이 종양표지자 검사와 내시

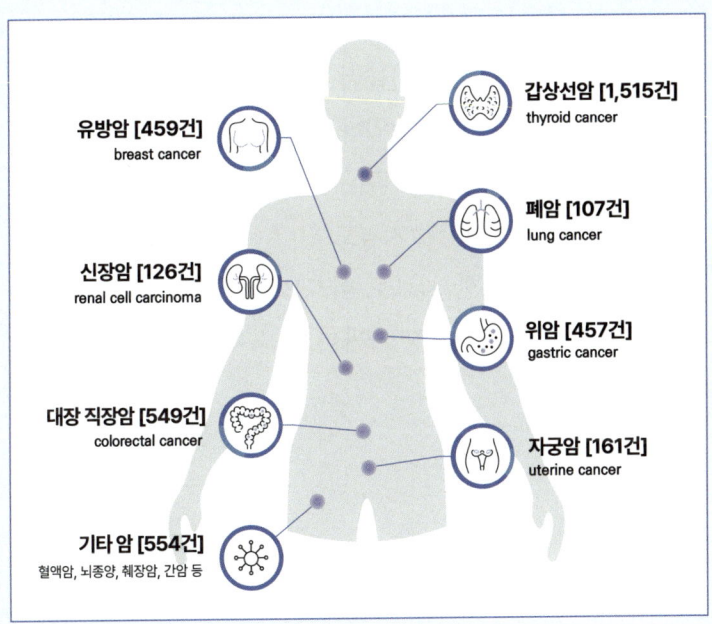

KMI에서 2024년도 3,928건의 암을 조기에 발견(2025)

경 또는 초음파 검사로 조기에 발견됐다. 그 발견은 대부분 초기 단계였으며 수검자들의 연령대는 30대에서 60대까지 고루 분포했다. 이는 정기검진이 이제 중장년층을 넘어 전 세대로 확산하고 있음을 보여준다. 이렇게 해마다 늘어나는 숫자는 단순한 기록이 아니고 암을 정복해 가는 역사이다.

  암은 여전히 우리 곁에 머물러 있고, 해마다 그 종류와 발생 빈도는 다양하게 나타나고 있다. 그래서 KMI는 국민의 건강을 지키기 위한 현실적인 길이 건강검진을 통해 질병을 조기에 발견하는 것임을 믿고, 지금도 그 길 위에 서 있다. 암을 조기에 발견하고, 필요한 치료로 이끄는 일. 바로 그 일이야말로 건강검진이 국민 삶과 가장 가까이 닿을 수 있는 지점이다.

K-Medical
Check-up, KMI

6

KMI, 미래 100년을 향해

2021 ~ 2025

K-건강검진의 중심, KMI

KMI한국의학연구소는 서울에서 제주까지 전국 8개 지역에서 건강검진센터를 운영하며 우리나라 건강검진을 대표하는 기관으로 자리매김했다. 국민 건강 증진을 위한 활동과 더불어 다양한 연구를 지원하고 취약계층을 위한 사회공헌사업을 활발하게 진행함으로써 건강한 사회를 만드는 데 공헌하고 있다.

1985년 건강검진 대중화를 기치로 출범한 한국의학연구소는 우리 국민에게 '건강은 건강할 때 지켜야 한다'라는 인식을 확산시키는 데 중심적인 역할을 담당했다. 또한 저렴한 비용으로 건강검진을 받을 수 있는 길을 제시함으로써 누구나 큰 부

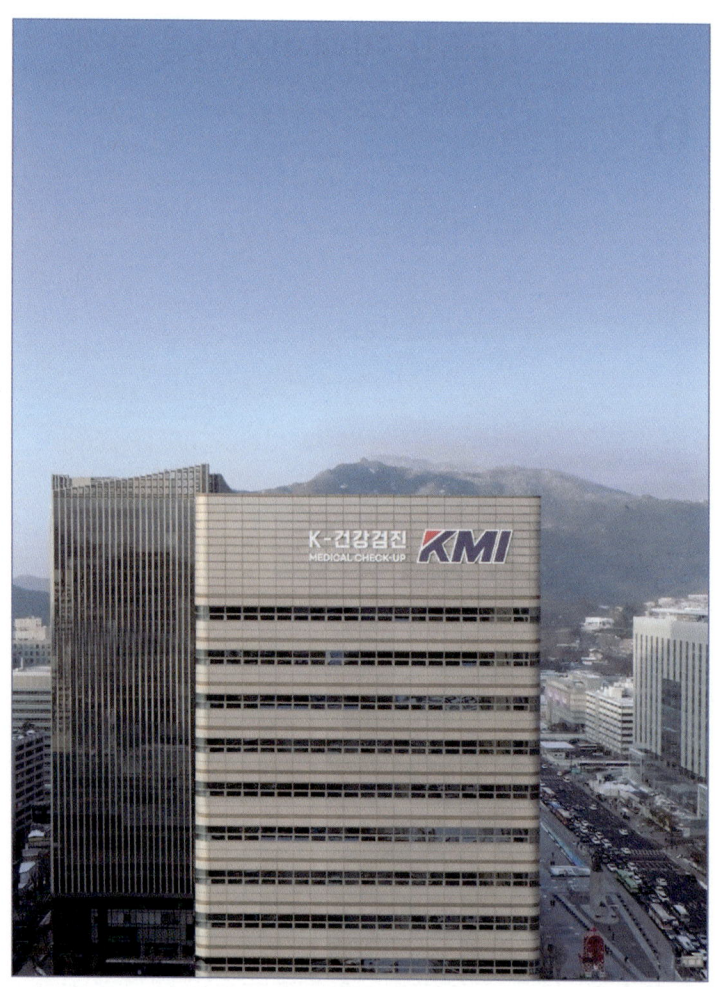

광화문네거리로 확장 이전한 광화문 검진센터 전경(2025)

담 없이 자신의 건강을 지킬 수 있도록 했다. 2023년에는 특수건강검진기관 종합평가에서 우수기관으로 선정됐고 2024년에는 보건복지부 국가건강검진 기관평가 우수한 성과를 인정받아 주요 항목에서 '최고 등급'을 획득함으로써 건강검진 품질은 물론이고 서비스에서도 가장 앞서가고 있다고 평가 받았다.

KMI는 명실상부한 '평생 건강관리 파트너'로서 역할을 다하기 위해 외국인 수검자들을 위한 맞춤형 건강검진 상품을 꾸준히 모색해왔다. KMI한국의학연구소의 광화문, 여의도, 강남, 수원, 부산 검진센터는 법무부 지정 의료관광 우수 유치기관으로 선정되었다. 특히 강남 검진센터는 법무부 지정병원으로서 E2(외국어 회화 지도) 비자를 가진 외국인들에게 검진 서비스를 제공하고 있다. KMI는 세계 어느 나라 환자가 와도 곧바로 대응할 수 있는 시스템과 표준화된 진료 비용 책정으로 신뢰를 얻어 해외 진출 통로를 열 수 있었다.

해외에서도 KMI의 놀라운 성과에 관심을 기울이고 있었다. 중동 지역, 중앙아시아 지역, 중국, 베트남 등으로부터 자국에 진출해 달라는 요청을 받기도 했다. 2013년에는 중동 지역에 한국의학연구소의 선진화된 건강검진시스템을 보급하는 방안을 현지 업체와 협의했었다. 2023년 8월 25일부터 3일 동안에는 몽골 현지에 열린 '2023 울란바토르 한국의료

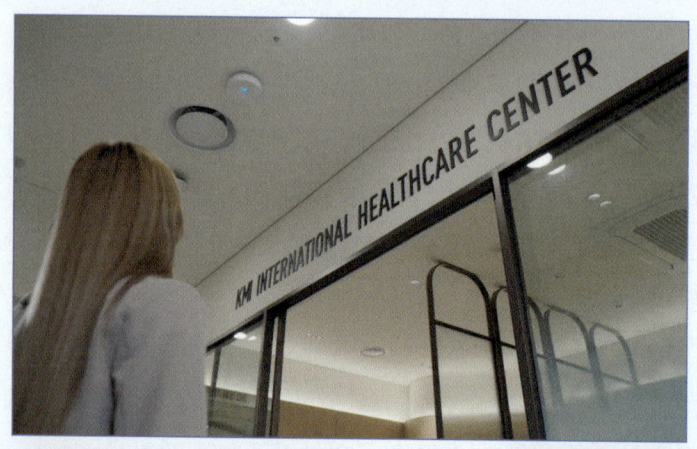

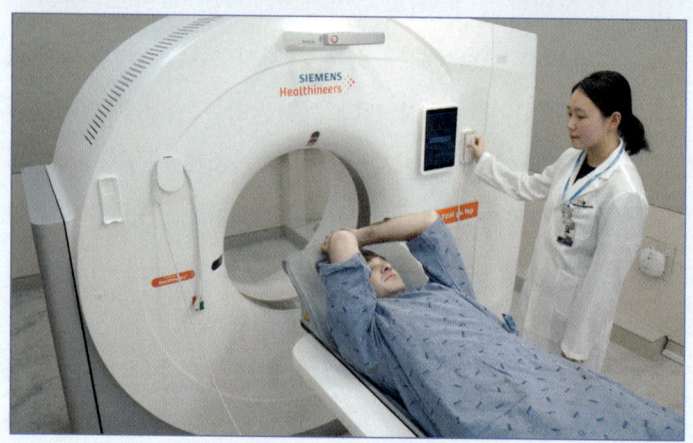

외국인 수검자를 위한 국제 헬스케어센터(IHC)설립, 원스톱 맞춤형 서비스 제공(2025)

관광대전'에 참가하여 해외 진출의 맥을 이어 나갔다. 2024년 2월에는 한국보건산업진흥원에서 추진하는 '의료해외진출 프로젝트 지원사업'에 선정되어 한국의 앞선 건강검진 시스템을 해외에 알리는 주역을 맡게 되었다.

2024년 5월 6일부터 4일 동안 아랍에미리트 두바이에서 개최된 '2024 Arabian Travel Market(ATM)'에 참가해 K-건강검진 시스템의 중동 진출 교두보를 마련하기 위한 활동을 펼치기도 했다. 중동과 몽골을 중심으로 펼쳐진 한국의학연구소의 해외 진출 성과는 몽골 국영은행(STATEBANK OF MONGOLIA)과 K-건강검진 상품 판매 계약 체결, 중국 글로벌 기업 푸싱(FOSUN) 그룹과 보건의료협력 전략적 MOU 체결, 몽골 현지 한국형 건강검진 시스템 진출 계약으로 이어졌다.

2025년에는 광화문센터를 확장 이전하고 국제헬스케어센터(IHC, International Health Center)를 설립했다. IHC는 외국인 수검자를 대상으로 진료, 수납, 검사 진행, 상담 및 결과 안내, 통·번역 등 건강검진 전 과정에 걸친 맞춤형 서비스를 제공한다. 영어·중국어 등 다국어 통·번역 서비스를 상시 지원함으로써 언어 장벽 없는 원스톱 서비스를 실현했다.

IHC 설립을 진두지휘한 이광배 이사장은 '광화문센터는 단순한 건강검진 서비스를 제공하는 공간을 넘어, 의료 관광객들에게 특별하고 차별화된 경험을 선사할 수 있는 공간으로 자리매김할 것'이라며 'IHC를 통해 외국인 수검자에게 편리성을 제공하고, 의료관광 에이전시와의 파트너십을 통해 서로의 성장을 도모할 기회를 확대해 나갈 것'이라고 IHC의 설립 목적과 역할을 설명했다.

IHC 설립은 글로벌 환자 유치와 더불어 한국의 K-건강검진 시스템의 세계화, 의료관광 활성화, 외국인 환자 전용 인프라 확대라는 국가적 과제와 발맞춘 전략적 선택으로, 앞으로도 국제 서비스의 혁신과 확장을 추진할 계획이다. 또한 K-건강검진의 우수성을 세계에 알리는 랜드마크 역할을 담당할 것으로 기대하고 있다.

KMI한국의학연구소는 2025년 7월 15일 세계보건기구(WHO) 건강증진병원(Health Promoting Hospitals Health Services, WHO-HPH) 공식 인증도 획득했다. 이 인증은 전 세계 30여 개국, 600여 개 의료기관이 참여하는 국제 인증 체계로 치료만 제공하는 것을 넘어 '환자, 임직원, 지역사회를 아우르는 건강 증진 활동 시스템'을 갖추고 있는지를 평가해 부여하는 제도이다. 한국의학연구소가 WHO로부터 건강증진병원 공식 인증을 획득한 것은 국제적 공인 건강증진기관으로 도약했다는 것을 의미한다. 한국의학연구소는 이를 계기로 치료와 예방·관리, 나아가 공중보건까지 외연을 확대하는 것은 물론이고 국제적 신뢰·책임성을 강화해 나갈 것이다.

디지털 전환에 성공한 KICS

　KMI한국의학연구소가 2021년 개발 완료한 지능형 종합건강검진시스템 KICS는 한국의학연구소 건강검진의 모든 것을 바꾸었다고 해도 과언이 아닐 정도로 혁신적인 변화를 이끌었다. 직원들의 반복적인 업무가 현저히 줄어들었고, 수검자의 대기 줄도 짧아져 신속하게 건강검진을 완료할 수 있었다.

　KICS 오픈 후 한국의학연구소 모든 검진센터에서는 수검자들이 종이 문진표를 들고 줄을 서는 모습을 볼 수 없게 되었다. 또한 검사 결과는 실시간 서버로 저장됨으로써 직원들은 검진 결과를 일일이 수작업했던 수고를 덜 수 있게 되었다.

　KMI가 KICS 구축에 앞서 가장 역점을 두었던 점은 통합화와 표준화였다. 기존 시스템에서는 의료기관 사이에 정보교류가 원활치 않고, 같은 의료기관 내에서도 교류가 쉽지 않았다. 이런 점에서 볼 때 정부 주도로 추진하고 있는 의료데이터의 표준화 사업에도 KICS는 안성맞춤이다. 또한 KICS(시스템) 플랫폼 구축으로 센터별 검진 정보 연동이 가능하게 되었다. 수검자의 동의가 있으면 한국의학연구소 전국센터 어디서든 자신의 건강검진 정보를 확인할 수 있다. 한국의학연구소는 지능형 종합건강검진시스템(KICS)구축을 위해 100여억 원이 넘는 거액을 투자했다. 한국의학연구소 한 센터에 하루 평

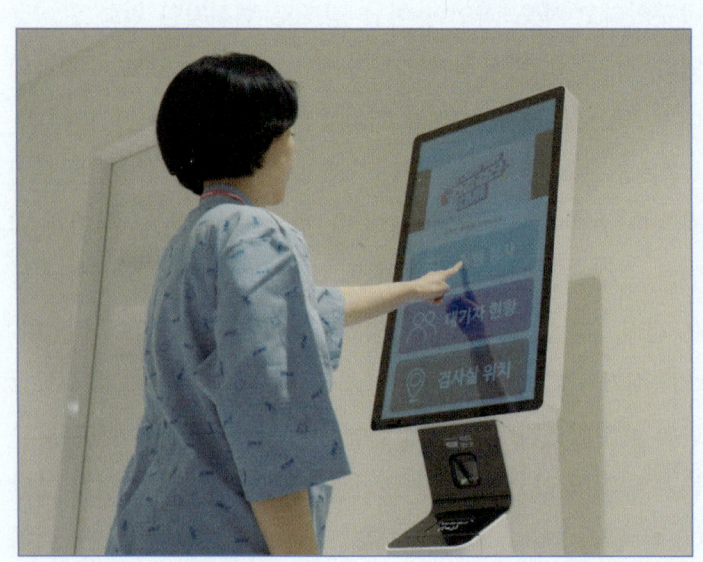

대기시간을 줄이고 검사 효율을 높인 지능형 건강검진시스템 KICS(2021)

균 1,000여 명이 내원하고, 2024년 기준 연간 약 143만 명이 건강검진을 진행했다. 15개월 동안 100억 원을 투자해 개발한 것은 유례를 찾기 힘들 정도로 효율성이 높은 개발 과정이었다.

KICS 구축으로 문진표·차트·필름을 사용하지 않게 되었다. 효과적인 관리 운영으로 검진 시간도 대폭 단축할 수 있었고, 환자 차트를 디지털화함으로써 종이 차트를 10년간 보관하기 위한 물리적 공간을 절감할 수 있게 되었다. 무엇보다 데이터 관리의 안정성과 효율성이 높아졌다. 데이터 관리를 담당하는 인력이 엑셀이나 수작업 등의 단순 업무 대신 심화 업무를 담당할 수 있게 되었고, 의료진은 본연의 업무에 매진할 수 있는 여건이 마련되었다.

KICS 구축은 고객 서비스 개선에도 기여했다. 고객의 대기 시간이 최대 1시간가량 줄어들어서 고객은 빠른 시간에 검진을 마무리할 수 있었고, 한국의학연구소는 검사 효율을 높일 수 있게 되었다. 비용 절감 효과도 크다. 2024년 한국의학연구소 전 센터에 143만여 명의 수검자들이 내원했다. 1시간씩만 줄어도 1년에 100억 원 이상을 절감하는 효과가 발생했다.

KICS 구축 후 고객들의 반응도 매우 호의적이었다. 건강검진을 받기 위해 센터를 방문한 고객들은 아침부터 문진표 작성에 정신이 없었다. KICS 구축으로 센터 방문 전 온라인으로 문진표를 작성함으로써 번잡함을 덜 수 있었고, 그로 인해 자신의 생활환경과 질병 이력을 더 정확하게 기재할 수 있게 되었다. 건강검진 결과를 모바일로 빠르게 확인할 수 있게 된 것에 대한 평가도 매우 긍정적이었다.

건강을 지켜 세상을 이롭게 하다(保健利世 : 보건이세)

KMI한국의학연구소는 1985년 출범과 함께 건강검진 대중화를 목표로 불모지나 다름없던 우리나라에 혈액 검진이라는 새로운 개념을 도입했다. 값비싼 종합검진 비용에 엄두를 낼 수 없었던 사람들에게 병들기 전에 자신의 건강을 지킬 수 있는 희망을 제공했다. 출범 10년 만에 경영 위기를 맞은 한국의학연구소는 새로운 리더를 앞세워 재도약의 기반을 마련했다. 한국의학연구소는 지난 40년 동안 과감한 투자와 도전으로 우리나라를 대표하는 건강검진 기관으로 성장했다. 한국의학연구소가 수많은 역경과 도전에도 꿋꿋하게 정진할 수 있었던 것은 초심을 잊지 않고 국민 건강을 지켜왔기 때문이다. 국민이 건강을 지키며 행복한 삶을 누릴 수 있도록 하겠다는 마음이 지난 40년 한국의학연구소 역사를 관통하고 있다.

출범 40주년을 맞은 한국의학연구소는 '보건이세(保健利世)'를 새로운 미션으로 정립하고 100년 역사를 향해 힘차게 정진하고 있다. 보건이세 즉 '건강을 지켜 세상을 이롭게 하다'에는 '평생을 건강하게'라는 슬로건에서 한 걸음 더 나아가겠다는 결의가 담겨 있다. 한국의학연구소는 지역 간 의료 격차를 줄이고 더 많은 사람이 건강검진의 혜택을 받을 수 있도록 활동 영역을 넓히기 위해 노력하고 있다.

취약계층을 대상으로 무료 검진을 제공하는 등의 사회공헌 활동으로 계층 간 의료 격차 해소에 기여하고 있다. 또한 강원도, 충청도 등 상대적으로 의료 접근성이 낮은 지역에서 출장 검진 등의 의료 봉사활동을 진행해 지역별 의료 격차 해소에도 앞장서고 있다. 한국의학연구소의 사회공헌 활동이 추구하는 궁극적인 목표는 건강검진이 지역이나 경제적 여건에 상관없이 모든 국민이 누릴 수 있는 기본적인 의료 서비스가 되도록 하는 것이다.

우리나라는 2000년대 65세 이상 인구가 전체 인구의 14%를 넘어서며 고령화 사회에 진입했다. 2025년에는 20.6%를 넘어서 초고령사회가 됐다. 고령화 추세가 이어질 것을 고려할 때 고령자를 포함한 전 연령대를 다 포괄할 수 있는 건강관리 시스템 구축이 시급한 실정이다. 특히 노인 건강검진은 질병의 조기 발견뿐 아니라 신체적, 정신적, 사회적 기능을 종합적으로 평가하고 관리해야 한다. 특히 노인성 질환(치매, 심혈관 질환, 암, 골다공증 등)의 발병률을 낮출 수 있도록 국가건강검진에 노인성 질환 항목도 추가해야 한다. 이는 노인 질환의 조기 발견·예방, 건강수명 연장으로 이어지며 사회적 의료비 절감 효과로 이어질 것이다.

AI로 실현하는 개인 맞춤 건강관리

우리 사회는 2020년대에 진입하며 인공지능 AI가 실현하는 생활의 변화를 경험하고 있다. 그만큼 다양한 분야에서 AI를 활용하고 있다. 한국의학연구소도 AI를 도입해 고객 응대, 사후관리 등에서 다양하게 활용하고 있다. 2024년 9월부터는 네이버클라우드 등과 함께 개발한 '인공지능(AI) 기반 건강검진 결과 안내 서비스'를 제공하고 있다.

생성형 AI 서비스 '에스크미(asKMI)'를 탑재한 '스마트검진 리포트'는 수검자가 검진 결과를 더욱 쉽게 이해하고 건강관리를 할 수 있도록 돕는 시스템이다.

수검자들은 '에스크미'를 이용해 검진 결과 해석과 검사 항목 설명, 의료 용어 해설, 건강관리 방법 등에 대해 질문하고 답을 들을 수 있게 됐다. '에스크미'는 개인의 건강검진 데이터를 기반으로 한 '맞춤형 코칭'을 제공해 수검자들이 자신의 건강 상태를 더 깊이 이해하고 실질적인 건강관리를 할 수 있도록 돕는 시스템이다.

'에스크미'는 한국의학연구소의 풍부한 검진 데이터를 학습해 더욱 정확하고 개인 친화적인 검진 결과를 제공하고, 향후에는 사용자의 질문 이력과 검사 결과를 바탕으로 사용자가 받아야 하는 검사를 사전에 알려주는 등 맞춤형 건강관리 프로그램으로 사용자 경험을 더욱 향상시킬 예정이다.

KMI한국의학연구소는 '건강을 지켜 세상을 이롭게 하라'라는 정신을 통해 건강검진이 형식적인 절차에서 벗어나 일상적 건강관리로 자리 잡게 하고, 나아가 예방 중심의 건강 문화 확산을 위해 노력할 것이다. 이를 기반으로 건강한 생활이 일상이 되고, 한국의학연구소가 삶의 버팀목이 되는 것을 목표로 새로운 100년을 향해 갈 것이다. 건강은 누구에게나 필요한 것이지만, 모두가 동등하게 누리기는 어렵다. 지금까지는 그래왔다. 하지만 한국의학연구소는 '건강은 누구에게나 소중한 만큼 모두가 건강한 삶을 누릴 수 있는 기회'를 제공해 나갈 것이다. 그것이 100년 역사를 향하는 KMI가 꿈꾸는 '보건이세' 정신이다.

PART 2

건강검진 문턱을 낮추다

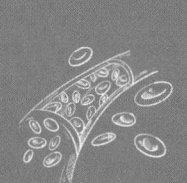
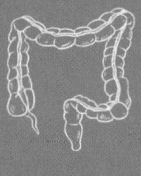
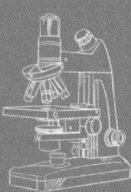

1. 기업검진과 '찾아가는 서비스'

2. 검진 비용의 거품을 빼다

3. 건강검진 서비스 전국으로 확장

K-Medical
Check-up, KMI

1

기업검진과 '찾아가는 서비스'

승합차에 검진장비 싣고 현장 방문

1980년대 후반, 우리나라 산업 지형이 크게 바뀌고 있었다. 급격한 땅값 상승으로 대기업들은 새로운 선택을 해야 했다. 본사는 서울과 수도권에 두되, 생산시설은 지방으로 이전하는 흐름이 본격화되었다. 경남 창원, 김해, 양산 등지로 공장들이 속속 자리를 옮겼다. 기존의 울산 현대자동차, 여수 석유화학단지, 포항 제철소에 더해 새로운 산업단지들이 전국 곳곳에 뿌리를 내렸다. 지역마다 대규모 사업장에서 수많은 근로자가 구슬땀을 흘리고 있었다. 그런데 이들 사업장에서 근무하는 직원들이 건강검진을 받으려면 멀리 떨어진 병원까지 가야 했다. 당시 대부분의 건강검진은 대도시의 종합병원에서만 이루어지고 있었다. 지방에는 전문 건강검진기관이 거의 없었고,

교통 인프라도 부족해 검진을 받으려면 장시간을 이동해야 하는 경우가 많았다.

기업 입장에서는 직원들이 검진을 받기 위해 하루 종일 자리를 비우는 것이 매우 부담스러웠다. 직원들 역시 검진을 받기 위해 개인 시간을 내야 하는 어려움이 있었다. 사업장 근로자나 지역 주민들에게 건강검진 참여 자체가 큰 부담이었다. 이러한 문제를 해소하기 위해 국가와 일부 민간 의료기관이 나섰다. 사업장을 직접 방문하는 형태의 출장검진이 도입되기 시작한 것이다.

이러한 흐름 속에서 한국의학연구소도 출장검진에 나섰다. 평소 건강검진의 문턱을 낮추고자 고민해 왔던 터였다. 의료 손길이 닿기 어려운 사람들에게 먼저 다가서는 것이야말로 의료 서비스 격차를 해소하는 길이라고 여겨왔다. 출장검진은 승합차에 검진 장비를 분해해서 싣고, 현장에서 조립하여 검진을 진행하는 방식으로 시작했다. 이른 새벽부터 시작되는 준비 과정은 상당한 노력을 요구했다. 채혈 장비와 영상 촬영 기기 등 각종 장비를 차량에 싣는 일부터 시작됐다. 무게가 100~180kg에 달하는 장비를 옮기다 보면 금세 온몸이 땀으로 젖었다. 차량에 올라타 의료진과 기사들이 자리를 잡고 나서야 비로소 숨을 고를 수 있었다.

현장에 도착하면 또다시 장비를 내리고 엘리베이터가 없는 건물의 계단을 오르내리는 일도 잦았다. 현장은 늘 도전의 연속이었다. 검진 장소는 공장 창고 한쪽이거나 마을회관 바닥, 강당일 때도 있었다.

수많은 수검자를 대상으로 검진을 마칠 무렵이면 기진맥진할 정도로 지쳤다. 그렇게 검진을 마치고 돌아오면 어느새 날이 저물기 일쑤였다. 출장지가 서울과 멀리 떨어진 지방이거나 대형 사업장에서 출장검진을 진행할 때는 며칠씩 머물기도 했고 때로는 한 달 가까이 머물며 수천 명의 건강을 살핀 적도 있었다. 이렇게 고된 일정이었지만 한국의학연구소 출장검진 담당자들은 수검자들이 자신들을 기다리고 있다는 것에 보람을 느꼈다. 이들의 역할이 누군가의 건강에 도움이 될 수 있다는 생각과 어렵사리 수주한 출장검진이라는 것을 너무나 잘 알고 있기에 단 한 번도 허투루 출장검진을 진행한 적이 없었다.

당시 출장검진을 진행했던 사람들은 여름과 겨울이 특히 힘들었다고 회상한다. "무더운 여름과 추운 겨울에는 채혈 샘플을 무사히 본부로 옮기는 것 자체가 어려운 과업이었습니다. 혈액 샘플은 섭씨 2~8도를 유지해야 합니다. 혈액이 변질되어 다시 채혈해야 하는 상황만큼은 피해야 했거든요. 혈액 샘플을 무사히 본부로 옮기는 모든 과정이 지금이야 추억이 되었지만 당시에는 참 힘들었습니다."

출장검진팀은 섭씨 35도가 넘는 여름에는 아이스박스에 보냉제를 가득 채워도 금세 녹아내려 슈퍼마켓에서 아이스크림을 사서 채우기도 했다. 여름에는 혈액 샘플이 고온에 변질될까 걱정이었다면, 겨울에는 혈액이 얼어 적혈구가 파괴되는 것이 우려됐다. 추운 겨울에는 혈액이 얼지 않도록 자동차 히터 앞에서 혈액 샘플을 품고 있어야 했다. 너무 가까이 두면 혈액이 굳어버려 낭패를 보기도 했다. 추우면 얼어버릴까, 더우면 변질될까 걱정이 이만저만이 아니었다.

출장검진팀의 노심초사는 출장검진 도입 후 몇 년 뒤 검체 전용 운반업체를 활용하면서 자연스럽게 사라졌다. 또한 이동검진 차량을 업그레이드하면서 검진 장비를 일일이 옮기는 수고도 덜어졌다. 1994년 새로 도입한 이동 검진 차량에는 특수 설계된 촬영 장비가 장착되어 있어 장비를 옮기고 조립할 필요가 없었다.

선명한 촬영은 물론, PACS(의료 영상 저장 전송시스템)를 통한 판독으로 정확하고 빠른 진단이 가능해졌다.

장비와 시스템은 발전했지만 변하지 않는 것이 있다. 더 많은 사람이 건강검진을 받을 수 있도록 하겠다는 한국의학연구소의 마음이다. 출장검진이라는 선택은 단순히 사업 영역을 넓히기 위한 것이 아니었다. 건강검진이 특권이 아닌 모든 사람의 권리가 되어야 한다는 신념에서 시작된 것이었다. 40년

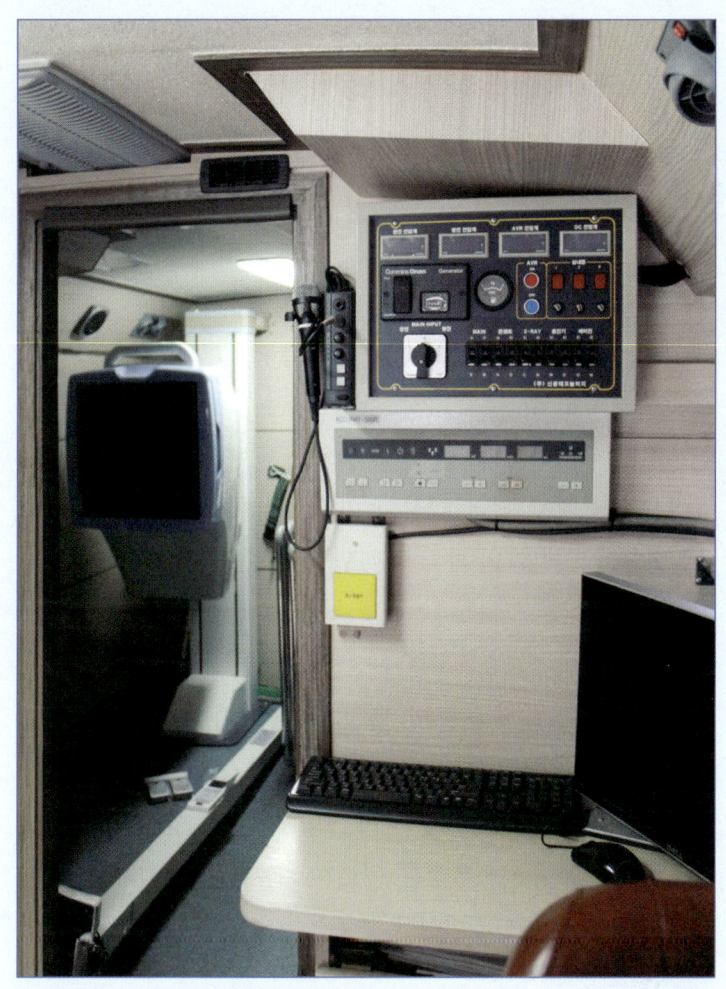

출장검진 버스 내부에 설치된 검진 장비(1994)

이 지난 지금도 한국의학연구소는 출장검진을 이어가고 있다. 기술은 발전했고 장비는 좋아졌지만, 수검자가 원하는 곳이면 어디든지 찾아가겠다는 마음만큼은 처음과 다르지 않다.

기업체 출장검진으로 사업 확장

KMI한국의학연구소는 누구나 의료 혜택을 누릴 수 있기를 바라는 마음으로 낮은 검진 비용을 유지해 왔다. 하지만 낮은 수익률은 검진기관의 재무적 부담을 가중시켜 운영 안정성과 서비스 품질, 접근성에 제약을 가져올 수밖에 없었다.

검진 수익이 제한적일 때 의료진과 행정 인력의 적정 운용, 시설과 장비의 체계적 관리, 출장검진 등 다양한 서비스 운영에 필요한 고정비용을 안정적으로 감당하기 어려워진다. 나아가 검진 품질 유지와 신규 장비 도입, 서비스 개선을 위한 투자 여력이 줄어들며 우수한 의료진 확보에도 한계가 따른다. 한국의학연구소 역시 이러한 구조적 제약에 직면해 경영에 어려움을 겪고 있었다.

수탁기관에서 독립적인 검진기관으로 자리매김하기까지는 상당한 투자와 시간이 필요했다. 이러한 과정에서 경영난은 더욱 가중되었다. 하지만 지속 가능한 운영을 위한 돌파구는 반드시 마련되어야 했고, 현실적 방안으로 기업 단체검진으로의 사업 확장이 새로운 희망으로 떠올랐다.

그러나 기업 단체검진 시장 개척 과정에서 한국의학연구소는 예상치 못한 현실과 마주해야 했다.

그즈음 있었던 한 일화는 당시 한국의학연구소가 마주한 현실을 잘 보여준다. 통신사 본사와의 계약을 추진하며, 한국의학연구소는 기관 선정 프레젠테이션을 준비했다. 철저한 준비 끝에 1차 심사를 통과했고 직원들은 기대에 부풀었다.

그러나 1차 심사를 통과하고 기대를 품은 채 맞이한 2차 심사인 실사 당일, 결과는 뜻밖이었다. 검진 기관 실사를 나온 심사위원들은 별다른 언급 없이 현장을 떠났고, 곧이어 들려온 소식은 탈락이었다. 나름 장비를 갖췄지만, 대기업 규모의 검진을 수행하기에는 장비와 인력, 시스템 면에서 부족하다는 평가를 받았다. 그때 느낀 아쉬움은 오래 남았다. 그러나 그만큼 배운 것도 많았다. 장비와 인력, 그리고 규모의 중요성 등 단순히 좋은 장비를 갖추는 것만으로는 부족하다는 것을 깨달았다.

한국의학연구소는 기업 단체 건강검진 시장 문턱을 넘기 위해 출장검진으로 방향을 선회하는 전략을 선택했다. 기업 출장검진은 검진기관의 수익 구조를 개선하여 재무 안정성을 높이고, 인력 운용의 효율성을 증대시키며, 검진 품질 유지에 긍정적 영향을 미칠 것으로 기대했다. 이는 결국 수검자에게 더 좋은 장비를 제공하고 더 정확한 검진을 해줄 수 있게 되어 검진의 질을 높이는 방법이었다.

건강검진 대중화를 위해 대중과 가장 가까운 곳인 기업 현장에서 해답을 찾은 것이었다. 이는 건강검진 본연의 목적과 궤를 같이하는 의미 있는 확장이었다. 현대자동차 울산공장 단체검진 수주는 기업 단체 검진의 변곡점이 되었다. 이규장 이사장은 현대자동차 단체검진 수주를 직접 진두지휘하며 이번 프로젝트가 한국의학연구소의 미래를 결정하게 될 그것이라며 앞장섰다.

이규장 이사장은 현대자동차 검진이 진행되던 3개월 동안 출장검진팀 직원들과 함께 울산에 머물며 검진이 차질 없이 진행되는 것을 일일이 살폈다. 최고 경영자가 직접 현장에서 지휘하는 모습은 직원들에게 큰 힘이 되었고, 현대자동차 직원들에게 진정성을 보여주는 계기가 되었다.

현대자동차 단체검진 수주는 한국의학연구소 경영에 큰 도움이 되었으며, 다른 기업 단체검진 수주에도 긍정적 영향을 미쳤다. 특히 번번이 고배를 마셨던 통신사 단체검진 수주에도 결정적인 역할을 했다. 대기업과의 성공적인 계약 사례는 한국의학연구소의 신뢰성을 보여주는 중요한 경험이 되었다.

신뢰할 수 있는 검진 수준과 체계적인 검진 진행 능력을 확인받은 것이었다. 이를 계기로 기업 단체 출장검진에서 한국의학연구소의 입지는 넓어지기 시작했다. 특히 제조업 사업장의 반응은 매우 긍정적이었다.

하루도 빠짐없이 가동되어야 하는 제조업 특성상 직원들이 검진을 받기 위해 사업장을 벗어나는 것이 현실적으로 큰 부담이었기 때문이다. 출장검진은 이러한 제조업계의 현실적 요구에 부응하는 해법이었다. 직원들은 작업장 인근에서 편리하게 검진을 받을 수 있었고, 기업은 생산 차질을 최소화하면서도 직원 복리후생을 이행할 수 있었다.

산업별 건강검진 프로그램 개발

1980년대 후반부터 한국은 급격한 산업화와 도시화 과정을 겪으며 대규모 기업과 산업단지, 제조업 공장이 전국적으로 확대되었다. 사회와 경제가 발전하면서 복지 개념이 기업 관리에 본격적으로 도입되었다.

기업들은 직원 복지 강화와 기업 이미지 향상을 위해 단체 건강검진을 경쟁적으로 도입했다. 근로자 건강이 단순한 법적 의무를 넘어서 복지의 핵심으로 인식되기 시작했고, 기업 복지 수준이 건강검진의 내용과 빈도, 서비스 질까지 결정하는 구조로 발전했다. 이에 따라 직장 내 근로자 건강관리와 산업재해 예방의 중요성이 커졌다. 민간 검진기관들은 영업 담당자와 의료진이 직접 기업을 방문해 고객을 확보하려 했다. 동일한 검진 항목에 대한 적정한 가격 추가 항목 제공, 단체 할인 이벤트 등 다양한 경쟁 전략이 등장했다. 한국의학연구소는 가격 경쟁이 치열한 검진 시장에서 다른 접근을 택했다. 기업의 업종과 업무 환경, 직원의 건강 위험 요인을 세밀하게 분석해 각 사업장에 알맞은 검진 프로그램을 구성해 제안하는 데 중점을 두었다.

변화는 강원도에서 시작되었다. 서울이 아닌 강원도라는 취약지역에서 기업검진을 유치하는 과정은 쉽지 않았다. 멀리 떨어진 지역까지 찾아가서 건강검진의 중요성을 알리고 계약을 성사시켜야 했다.

이러한 상황에서 한국의학연구소는 새로운 접근 방식을 모색하게 되었다. 병원부에 있는 직원도 영업 업무에 배치함으로써 차별화된 영업방식을 시도했다. 병원부에서 익힌 의료지식을 바탕으로 산업 특성과 직원들의 연령대, 질환 위험도를 분석하고, 그에 맞는 맞춤형 검진 패키지를 구성해서 제안하기도 했다.

한 임원은 당시를 회상했다. "병원에서 쌓은 의료 경험을 바탕으로 접근해 보았습니다. 기업을 방문해서 '이런 검사는 이런 의미가 있고, 제조업 특성을 고려하면 이런 항목들이 도움이 될 것 같습니다'라고 설명했습니다. 추가되는 검진 항목의 숫자와 낮은 가격을 앞세운 영업과 달리, 의료지식을 바탕으로 한 설명이 흔하지 않았던 것 같습니다. 담당자분들이 의외라는 반응을 보이시더군요. 검진 항목에 대해 이렇게 구체적으로 설명을 들어본 경우가 드물다고 하셨습니다."

가격이나 항목 개수가 아니라, '왜 이 검사가 필요하고, 어떤 질환을 놓치기 쉬운지'를 이야기했다. 복잡하고 어려운 검진 내용을 이해하기 쉽게 설명하여 기업 담당자들이 건강검진에 쉽게 접근할 수 있도록 했다.

이 경험은 조직 내부에도 영향을 미쳤다. 이후 의료진과 영업팀 간의 협업이 본격화되었고, 각 팀은 산업별 맞춤형 검진 항목을 함께 설계했다. 설명의 일관성을 위해 의료지식 교육도 정례화되었다.

물론 처음엔 불편하다는 반응도 있었다. 하지만 시간이 지나며 그것은 '설득의 언어'가 되었고, 단순히 검진을 유치하는 것을 넘어 기업과 한국의학연구소 사이에 신뢰를 쌓는 가장 강력한 무기가 되었다. 한국의학연구소는 단순히 건강검진을 공급한 것이 아니라, 각 기업의 건강관리 문화를 바꾸는데 기여했다. 산업화한 검진 시장 한가운데에서, 한국의학연구소는 여전히 '사람'을 먼저 생각하는 방식으로 문턱을 낮춰갔다.

특수건강진단 표준화 주도

1980년대 후반, 한국의 산업구조가 중화학공업 중심으로 고도화되어 온 가운데 새로운 문제가 드러났다. 제철소의 분진, 화학공장의 유독가스, 자동차 공장의 소음 등 산업현장에는 눈에 보이지 않는 위험이 도사리고 있었다. 이러한 유해인자들은 근로자들의 건강을 서서히 위협했지만, 그 심각성은 쉽게 드러나지 않았다.

그 무렵 두 사건이 한국 사회에 큰 변화를 불러왔다. 10대 소년 문송면이 온도계 공장에서 일하다 수은 중독으로 사망한 사건과 경기도 남양주시의 원진레이온 합성 섬유 공장에서 이황화탄소에 노출된 근로자들이 집단으로 신경정신장애를 일으킨 사건이었다. 이를 계기로 산업재해가 개인의 잘못이 아니라 작업 환경에서 발생하는 구조적 문제라는 인식이 확산되었고, 산업 보건 정책과 근로자 안전에 대한 요구가 높아졌다.

이러한 요구에 따라 직업환경의학이 독립된 의학 분야로 등장했다. 이전까지는 예방의학에서 직업병 문제를 일부 다루는 정도였으나, 1988년 일련의 사건들을 계기로 공식적인 진료과로 출범한 것이다. 직업환경의학은 근로자의 직업성 질병을 예방하고 치료하는 전문과이며, 각종 작업장에서 발생하는 유해요인의 노출로 인한 근로자의 전반적인 건강과 작업환경을 관리하는 역할을 수행한다. 특수건강진단은 소음, 분진, 화학물질 등 유해인자에 노출되는 현장 근로자의 직업병을 조기 발견하여 예방하는 제도로, 사업주의 비용 부담으로 주기적으로 실시하는 건강검진이다.

특수건강진단 시행에는 여러 어려움이 있다. 화학물질, 중금속, 분진, 소음 등 유해인자 노출 근로자를 대상으로 하는 만큼 전문 의료진뿐만 아니라 정밀 분석이 가능한 첨단 의료장비와 전문 검사시설이 필수적이다. 이 때문에 검진기관은 높은 초기 투자 비용과 지속적인 유지 관리 비용을 부담해야 한다.

또한 산업안전보건법과 유해인자에 대한 법적 규정은 근로환경 변화나 직업병 정보가 업데이트되면서 지속적으로 변경된다. 검진 대상, 항목, 주기, 판정 기준 등이 바뀔 때마다 기관들은 새로운 규정에 맞는 검사법과 장비, 프로세스를 재구축해야 하는 행정적, 실무적 부담을 안고 있다.

1999년, KMI한국의학연구소는 특수건강진단 분야에 진출했다. 당시 특수건강진단은 전문 인력과 시설, 첨단 장비에 대한 상당한 투자를 요구하는 영역이어서 많은 의료기관이 이 분야를 기피하는 상황이었다. KMI는 근로자 건강권 보장이라는 사회적 책임을 마다하지 않았다.

초기 KMI 특수검진팀의 규모는 작았다. 광화문 세종빌딩의 작은 사무실에는 소수의 직원이 근무하고 있었다. 광화문과 여의도에 의사들이 있었고, 전체 인력은 소규모였다. 하지만 KMI는 먼 지역까지 소수의 인력으로 재검을 진행하는 일도 마다하지 않았다. 한번 맡은 일에 대한 책임을 끝까지 다하려 했다.

당시 시스템은 단순했으며, 모든 것이 종이로 이뤄졌다. 검진 차트도, 판정 기록도 수기로 작성했다. 의료진이 종이에 판정을 쓰면, 그것을 컴퓨터에 옮겨 입력하는 방식이었다. 특수건강진단은 산업안전보건법에 근거한 검진이다. 일반 근로자 중 상당수가 매년 특수검진 대상자가 된다. 다양한 유해 물질에 노출되는 근로자, 야간작업자 등이 여기에 포함된다.

이처럼 특수검진은 일반검진과 달랐다. 납 농도 검사가 필요한 경우처럼, 혈중 중금속 농도를 측정하려면 특화된 장비가 필요했다. 장비를 운용할 전문 자격을 갖춘 인력은 물론, 복잡한 작업환경을 이해하고 법적 유해요인의 노출 정도에 따라 특수건강진단 대상 물질과 검진 대상자를 적절히 선정할 수 있는 전문 인력이 함께 갖춰져야 했다.

특수검진 현장에서는 잊지 못하는 순간들이 있었다고 직업환경의학센터 김경연 센터장은 당시를 회상한다.

"한 여성 근로자가 유방 초음파와 유방촬영술 검사에서 이상 소견이 발견되었을 때의 일입니다. 저희 의료진은 즉시 대학병원에서 정밀검사를 받으시도록 안내해 드렸습니다. 몇 개월 후, 그분으로부터 긴 문자를 받았습니다. '선생님의 세심한 검사와 진료 덕분에 암을 조기에 발견할 수 있었고, 현재 항암치료를 잘 받고 있습니다.'라는 내용이었습니다. 다행히 전이 없이 발견되어 적절한 치료가 가능했고, 이후 저희는 그분의 산업재해 신청서 작성을 함께 도와드렸습니다. 그리고 공장에서 갓 구워낸 따뜻한 빵을 건네주시는 근로자분들, 자신의 작업 환경을 자세히 설명하며 검진의 중요성을 이해하려 노력하시는 모습들 또한 깊이 기억에 남습니다."

창문도 없는 작업장에서 일하는 근로자부터 야간 배송을 담당하는 근로자까지, 다양한 현장에서 만나는 이들의 모습은 늘 의료진에게 감동을 주었다. 이런 근로자들이 건강하게 오래 일할 수 있도록 도와야 한다는 신념으로 의료진들은 더욱 최선을 다했다.

이후 특수건강진단 시스템을 점차 개선해 나갔다. 수기

차트를 전산화하고, 각 센터의 시스템을 통합하며, 첨단 장비를 구축하고 업무 프로세스를 정비했다.

KMI한국의학연구소는 광화문에 직업환경의학센터를 설립하고, 전국센터에는 특수건강진단팀을 구성했다. 이러한 조직 구축에는 오랜 경험의 축적이 바탕이 되었다.

각 검진센터에는 많은 전문 인력이 근무하고 협력하는 전문의들도 상당수에 이른다. 전국 특수건강진단기관 평가에서도 꾸준히 좋은 결과를 받았다. 고용노동부와 산업안전보건공단은 운영 방침 및 관리 체계, 시설·장비 보유 및 유지관리, 행정처분 이력, 검사 결과 신뢰도, 분석 능력 신뢰도 등 다양한 항목을 평가하여 S부터 D등급까지 분류하는데, KMI한국의학연구소는 2025년 8개 검진센터 모두 S등급(최우수 등급)을 획득하는 등 우수한 성과를 보이고 있다. 특히 광화문 검진센터는 전국 최우수 기관으로 선정되어 산업안전보건공단 이사장상을 수상하기도 했다.

이러한 성과가 이어졌기에 한국의학연구소는 특수건강진단기관들에게 하나의 표준이 되었다. 분석 기관들이 정도관리 방법을 익히기 위해 참관을 요청하기도 했고, 산업안전보건공단 직원들이 평가 기준을 습득하기 위해 교육 차원에서 방문하기도 했다. 이는 한국의학연구소가 특수건강진단 분야에서 일정한 역할을 하고 있음을 보여준다.

현재 우리나라에는 다수의 특수건강진단기관이 지정되어 운영되고 있다. 한국의학연구소는 이 중 민간기관으로는 상당한 규모로 전국에서 특수건강진단을 실시하며, 다수 근로자의 건강관리와 질병 조기 발견, 사후 조치 등을 실시하고 있다.

소수의 의료진으로 시작했던 특수건강진단팀은 현재 전문의를 비롯한 다양한 전문 인력과 함께 전국 각지에서 균등한 의료 서비스를 제공하는 규모로 성장했다. 이러한 성장을 바탕으로 특수건강진단의 질적 향상과 근로자 건강 보호에 기여하고 있다.

K-Medical Check-up, KMI

2

검진 비용의 거품을 빼다

'더 많은 사람이 검진을 받게 하라'

　1980년대 후반, 건강검진은 일반 국민에게 접근하기 어려운 영역이었다. 대형병원의 종합검진 비용은 수십만 원에서 수백만 원에 이르렀고, 민간 중심의 고급화된 검진 서비스가 주를 이루었다. 의료 서비스의 시장화와 공급 확대가 진행되면서 의료기관 확충이 빠르게 이루어졌으나, 이는 수도권 집중과 가격 상승을 초래했다. 예방의학의 사회적 가치는 충분히 확산하지 못한 채, 건강검진은 일부 계층만이 이용하고 있었다. 의료기관의 본격적인 검진비 조정은 2000년대에 들어서야 시작되었다.

　검진비는 단순한 가격 책정의 문제를 넘어 수검률과 건강 형평성, 사회 전체의 의료비 지출과 밀접한 관련이 있다. 검진

비가 높을수록 조기 발견의 기회가 줄어들고, 이는 개인의 치료비 증가와 사회 전체 의료비 상승으로 이어지는 구조다. 국내 연구에 따르면[5], 건강검진을 받지 않은 사람은 받은 사람에 비해 총진료비를 2배 이상 지출하며, 평균 입원일수도 2배 이상 많다. 해외에서도 중년층을 대상으로 한 정기 건강진단이 의료비 절감에 기여한다는 연구 결과가 지속적으로 발표되고 있다. 예방적 검진의 의료비 절감 효과는 국제적으로도 널리 인정받는 사실이다. 이러한 상황에서 KMI한국의학연구소는 설립 초기부터 '합리적 검진 가격'을 기본 원칙으로 삼았다. "누구나 큰 부담 없이 아프기 전에 건강을 지켜야 한다"라는 신념을 바탕으로, 종합검진 비용 인상을 억제해 왔다. 이는 단순한 가격 정책이 아니라, 예방의학을 사회 전반에 확산시키기 위한 철학적 선택이었다. 재단법인으로서 수익 창출보다는 국민 건강 증진을 우선시한다는 설립 취지에 부합하는 결정이었다. 합리적인 검진 비용 유지 정책은 국민에게는 혜택이었으나, 기관 운영에는 상당한 어려움을 초래했다. 직원 급여 지급에 차질이 생기기도 했고, 장비 투자가 제한되었으며, 우수한

---

[5] 국민건강보험공단 건강검진과 자비 건강검진 수검자 간의 만족도 비교 / 국민건강보험공단과 연세대학교 보건대학원 국민건강증진연구소 공동연구결과, 2006

의료진 확보도 쉽지 않았다.

따라서 여러 차례 경영 위기를 맞는 과정에서 검진비 인상에 대한 의견이 제기되었다. 그러나 검진비가 부담되어 국민들이 건강을 돌보는 일에 소홀하게 되어서는 안 된다는 신념에 따라, 한국의학연구소는 검진비 인상을 우선하여 선택하지 않았다. 이규장 이사장은 사재를 출연 하는 등 어려운 자금 상황을 해결해 나가면서도 합리적 검진비 유지라는 원칙을 견지했다.

활로는 기업검진에서 찾았다. 출장검진과 단체검진을 통해 기업과 노동조합의 요구에 부응했고, 적정한 가격 방침은 기업들의 신뢰를 얻었다. 검진비가 일정하게 유지되면서 검진은 점차 단체협약의 복지 항목으로 자리를 잡을 수 있다. 직원 건강에 대한 관심은 노사 간 협력 분위기 조성에 도움이 되며, 건강관리를 중시하는 기업 문화가 형성되어가는 계기가 된다. 이러한 변화는 조직 내 신뢰 형성에도 긍정적 영향을 미친다. 한국의학연구소의 이러한 접근이 긍정적 결과로 이어졌다. 합리적 가격에 만족한 기업들이 지속적으로 검진을 의뢰하면서 수검률이 증가했고, 이는 한국의학연구소의 안정적 운영을 가능하게 했다. 신뢰할 수 있는 가격 체계가 고객 만족으로 이어지고, 이것이 다시 안정적 경영으로 연결되는 탄탄한 구조가 형성된 것이다.

낮은 검진비를 유지하면서도 지속적인 성장을 위해서는 경영 혁신과 시스템 개선이 필수적이었다. 검진 품질을 보장하면서 동시에 더 많은 사람이 검진을 받을 수 있는 환경을 조성하는 것이 과제였다.

KMI는 이 과제를 체계적으로 접근했다. 검진 프로세스의 효율화를 추진하는 한편, 첨단 장비 도입과 전문 인력 확충에 꾸준히 투자했다. 늘어나는 검진 수요에 대응하기 위해 중앙분석센터의 처리 역량을 단계적으로 확대해 나갔다.

그 결과 KMI 중앙분석센터는 2024년 기준 연간 700만여 건 이상의 검사를 처리하는 규모로 발전했다. 2024년에는 분석 자동화 시스템을 도입하여 효율성을 높이고 비용 상승 압력을 이겨내려고 노력해 왔다. 고급 인력이 단순 작업에 매달리는 구조를 개선하고, 더욱 체계적인 검진시스템을 구축했다.

이러한 노력의 결실로, KMI한국의학연구소는 2024년 기준 연간 약 143만 명이 검진을 받는 기관으로 성장했다. '건강검진 공장'이라는 일부 시선이 있지만, 한국의학연구소는 이를 체계적 관리와 빈틈없는 시스템에 대한 평가로 받아들였다.

40년간 이어진 합리적인 검진 비용 유지는 단순한 경영 방침이 아니었다. 국민 건강 증진에 조금이나마 도움이 되고자 하는 마음에서 비롯된 약속이었다. 그 결과 건강검진이 더욱 많은 사람에게 다가갈 수 있었고, 아프기 전에 미리 건강을 챙기는 문화가 조금씩 자리를 잡아 갔다.

이러한 가격 방침은 업계 내에서도 변화를 이끌어냈다. 시장 경쟁이 활발해지면서 전체적인 효율성 개선에도 일정 부분 영향을 미쳤다. 건강검진비 안정화가 의료 문턱을 낮추는데 기여한 면이 있었다면, 그것만으로도 충분한 의미가 있었다.

고객 맞춤형 건강검진

1995년 전 국민 건강검진이 시행되면서 건강검진 체계가 정비되었다. 국가검진은 정부가 전 국민을 대상으로 시행하는 기본 검진으로 고혈압, 당뇨, 폐결핵, 일부 암 등 필수 항목 위주로 구성되었다. 정해진 표준 항목을 검사하는 방식이었지만, 국민 건강 증진과 질병의 조기 발견에 목적이 있었다.

민간 종합검진은 개인의 선택에 따라 추가 항목이 포함된 검진이었다. 심장, 뇌혈관질환, 갑상샘, 골다공증, 각종 암 등 전문적인 항목들이 포함되었다. MRI, CT, 초음파, 호르몬 검사 등을 활용할 수 있었고, 생활 습관이나 가족력, 연령별 위험 요인을 고려한 구성이 가능했다.

국가검진은 공공자금으로 운영되어 가격과 항목이 제한적

일 수밖에 없었다. 전 국민을 대상으로 하는 기본 검진의 성격상 검진 항목 확대에는 한계가 있었다. 반면 건강에 대한 관심이 높아지면서 국가검진 외에 더 다양한 검진 항목 확대 수요가 증가했다. 현재 민간 종합검진 시장은 3조 원 규모로 성장해 국가건강검진 대비 2배 정도 규모의 차이를 보인다.

이 시기 건강을 살피는 사람들이 건강검진을 하기 위해 국가검진 외 종합검진을 찾기 시작했다. 건강에 대한 관심이 높아진 이들, 부모님의 건강을 염려하는 자녀들까지 다양한 사람들이었다. 그러나 일부 기관에서 과도한 검사 항목과 높은 비용으로 수익을 추구한다는 우려도 제기되었다.

KMI한국의학연구소가 중점을 둔 것은 수검자에게 가장 필요한 검사가 무엇인지를 파악하는 일이었다. 건강한 사람에게 불필요한 항목을 포함하는 것이 아니라, 수검자의 연령과 상황에 맞는 검진 체계를 구축하는 것이 목표였다.

이를 위해 KMI는 검진 프로그램을 화이트, 실버, 골드, 플래티넘으로 구분했다. '화이트'는 기본적인 종합검진 항목을 담았다. 기초 검사와 혈액검사 등 공통 항목에 갑상샘 초음파가 추가되고, 위장조영이나 수면내시경 중에서 선택할 수 있도록 구성되었다. '실버'는 '화이트'에 혈액 종양 검사와 경동맥 초음파가 추가된 형태였다. 심장초음파나 수면대장내시경 등을 선택할 수 있고, CT 촬영도 뇌, 폐, 요추, 경추 중 하나를 고를 수 있었다. '골드'는 MRI 검사까지 포함되었다.

　기본 프로그램 외에도 여러 맞춤형 검진을 마련했다. 고령자를 위한 카네이션 검진, 결혼을 앞둔 젊은 연인들을 위한 결혼 전 검사가 있었다. 폐, 심혈관, 소화기, 뇌혈관, 여성, 알레르기 질환을 살필 수 있는 개별 검진도 운영되었다.

　기본 프로그램에서 시작해 점차 검진 영역을 확장해 나갔다. 수검자의 필요와 사회적 질병 변화에 따라 맞춤형 검진들이 추가되었다.

　수검자들의 생활환경과 가족력을 고려해 선택할 수 있도록 패키지를 구성하는 것이 방침이었다. 기업과 개인이 검진을 이해하고 손쉽게 선택할 수 있는 환경을 만들고, 상황에 맞는 검진을 받을 수 있도록 하는 것이 취지였다. 그리고 KMI는 합리적인 가격 정책을 유지했다. 건강검진이 더 많은 사람에게 다가갈 수 있는 길을 모색하는 것이 목표였다. 개인의 필요에 맞으면서도 부담스럽지 않은 예방의학 서비스를 구현하려는 노력이었다.

K-Medical Check-up, KMI

3

건강검진 서비스, 전국으로 확장

'서울에서 제주까지' 8개 검진센터 운영

국내 의료 서비스는 도시와 지방 간 격차를 보였다. 서울, 부산, 대구 등 주요 도시의 대형병원들은 첨단 의료 장비를 도입하고 종합검진센터를 설립했다. 지방과 농촌의 경우 보건소와 중소병원 등 기초 의료기관이 중심이었다.

종합적이고 특화된 검진, 첨단 진단 장비는 도시에 집중되어 있었다. 의료보험이 전국적으로 확대되고 있었지만, 서비스의 질과 범위에서는 도시와 지방 간 차이가 있었다. 지방 거주자들이 양질의 건강검진을 받으려면 도시까지 이동해야 했다. 건강검진 대중화를 위해서는 거주 지역과 관계없이 누구나 접근할 수 있는 환경이 필요했다. KMI한국의학연구소는 의료 접근성을 높이기 위해서는 지역 주요 도시에 검진센터를 운영해

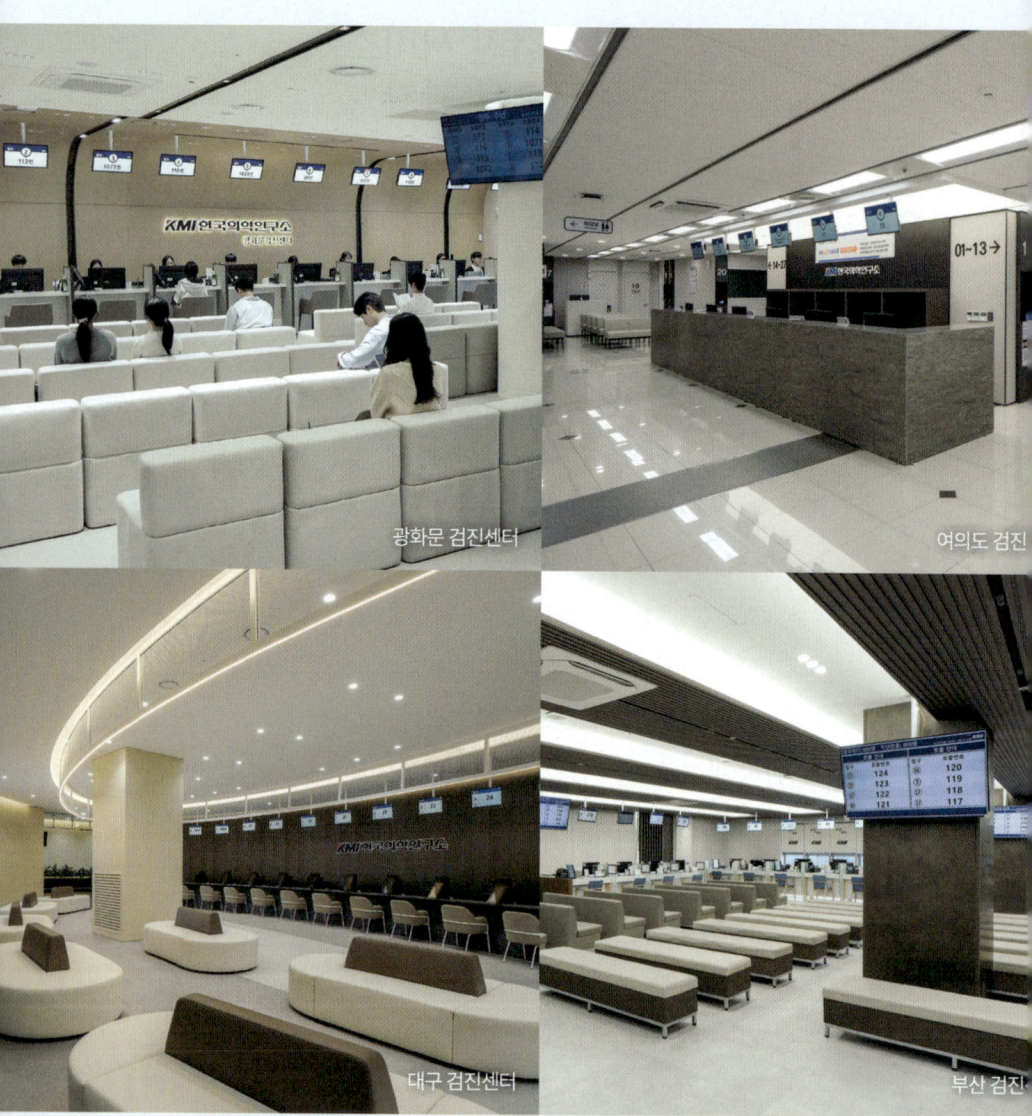

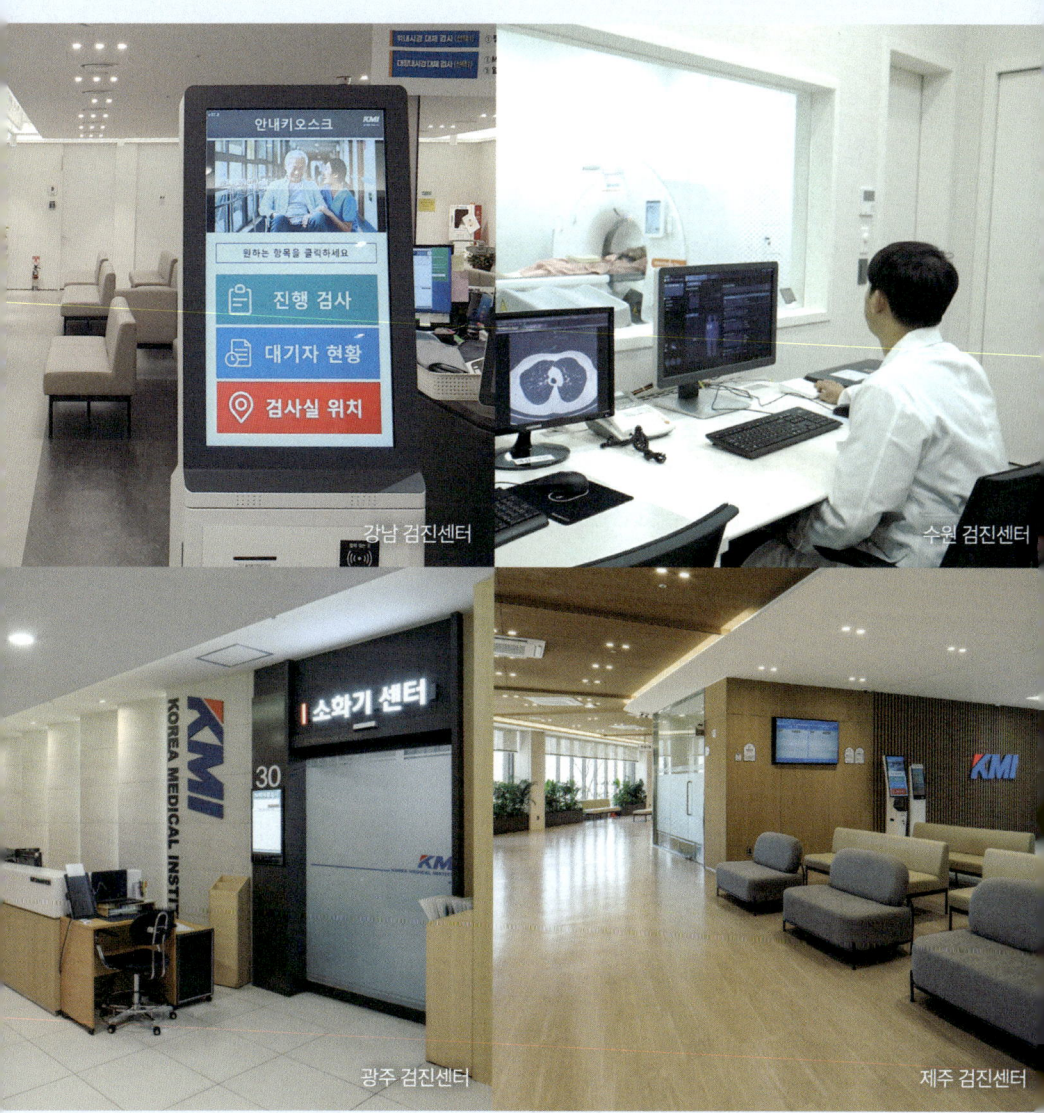

강남 검진센터

수원 검진센터

광주 검진센터

제주 검진센터

PART 2. 건강검진 문턱을 낮추다

야 한다고 보았다. 이에 따라 현재 서울 3곳과 지방 5곳으로 총 8개 센터를 운영하며 지역 거점을 마련하고 있다.

전국 검진센터 입지 선정에서는 수검자의 편의를 고려했다. 대부분의 센터를 지하철역 인근에 두어 대중교통 이용자들이 접근하기 편리하도록 했다. 일부 센터는 대형마트가 입점한 건물에 개소해 일상생활 중에 자연스럽게 검진을 받을 수 있게 했다. 특히 위내시경 등 회복 시간이 필요한 검사의 경우 수검자가 검사 후 안전하게 귀가할 수 있도록 대중교통 접근성을 중시했다. 이는 검진을 위한 별도 이동이 부담스러운 사람들도 일상 동선에서 검진을 받을 수 있도록 한 것이었다. 생활환경과 가까운 곳에 검진센터를 두어 건강검진 참여의 문턱을 낮추려는 노력이었다.

서울에는 광화문, 강남, 여의도에, 지방에는 수원, 대구, 부산, 광주, 제주에 각각 검진센터를 두고 있다. 각 검진센터는 지역사회와의 연계를 통해 기업 단체검진, 학교 검진 등을 제공하며, 산업단지 지역에서는 직업병과 산업 보건 관리에 중점을 두고 있다.

KMI한국의학연구소는 전국 8개 센터를 동일한 체계로 운영하고 있다. 검진 절차와 장비, 의료진과 전문 인력 구성이 표준화되어 어느 센터를 이용하더라도 일관된 서비스를 받을 수 있다. 스마트 검진시스템 구축과 자동화 분석 시스템 도입을

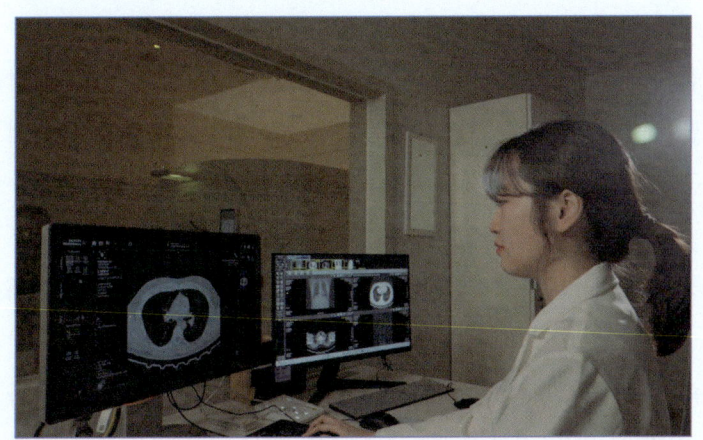

전국적으로 표준화된 KMI 검진시스템 운영(2025)

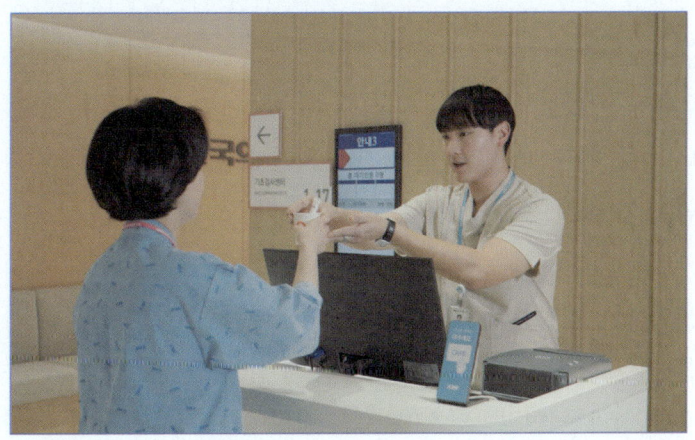

수검자에게 다음 검진 안내(2025)

PART 2. 건강검진 문턱을 낮추다 | 111

통해 검진 과정의 정확성을 높였다. 스마트 검진시스템으로 수검자의 검진 결과를 통합 관리하고 있으며, 재검진 시 이전 검진 데이터와 비교 분석이 가능하다. 결과지는 모바일로도 제공되어 수검자가 언제든 편리하게 확인할 수 있다.

검진 후에는 결과 상담, 재검 및 전문병원 연계, 처방전과 소견서 발급 등 포괄적인 사후관리 서비스를 전국 모든 센터에서 제공하고 있다. 이러한 전국화 체계를 바탕으로 KMI는 신속하고 정확한 검진 서비스를 제공하고 있다. 240명의 의사와 1,800여 명의 전문 인력이 8개 센터에서 동일한 절차에 따라 검진부터 문진, 결과 안내, 사후관리까지 일관된 서비스를 제공한다. 이를 통해 전국적 표준화된 검진시스템과 대규모 수검자 관리 체계를 구축하여 데이터 관리와 의료 품질, 서비스 일관성을 확보하고 있다. 이러한 체계적 운영의 결과로 2024년 기준 연간 143만 명의 검진과 지난 10년간 21,500여 건의 암 조기 발견 성과를 거둘 수 있었다.

이러한 전문성은 외부 평가에서도 확인되고 있다. 보건복지부와 국민건강보험공단이 전국 6,100여 곳의 건강검진 기관을 대상으로 실시한 일반검진 및 5대 암 검진 등 평가에서 우수한 성과를 인정받았으며, 주요 항목에서는 최고 등급을 획득했다.

도시와 지방 간 의료 서비스 격차는 오랜 과제였다. KMI한국의학연구소는 전국 8개 센터 체계를 통해 이러한 격차 완화에 기여하고자 했다. 지역과 관계없이 동일한 수준의 건강검진 서비스를 제공할 수 있는 기반을 마련하고, 전국센터가 동일한 검진시스템으로 운영되도록 했다. 본부 차원의 통합된 품질관리와 지속적인 현장 점검, 체계적인 피드백을 통해 일관된 서비스 수준을 유지함으로써 국민 건강관리의 접근성을 높이고 검진 서비스의 문턱을 낮추기 위해 노력하고 있다.

의료 취약지 서귀포의 건강검진 사각지대 해소

제주도는 건강검진에서 오랫동안 사각지대에 놓여 있었다. 2022년 제주 지역의 건강검진 수검률은 71%로 전국 최하위를 기록했다.[6] 최근 5년 중 4년을 최하위권에서 벗어나지 못한 상황이었다. 암 검진 상황도 전국 평균에 크게 못 미쳤다. 서귀포 지역의 의료 여건은 더욱 열악했다. 주민들은 종합검진을 위해 제주시까지 이동해야 했다. MRI나 CT 같은 특수

---

[6] 제주도민, 일반건강검진 수검률 전국 최저 수준 / 한라일보

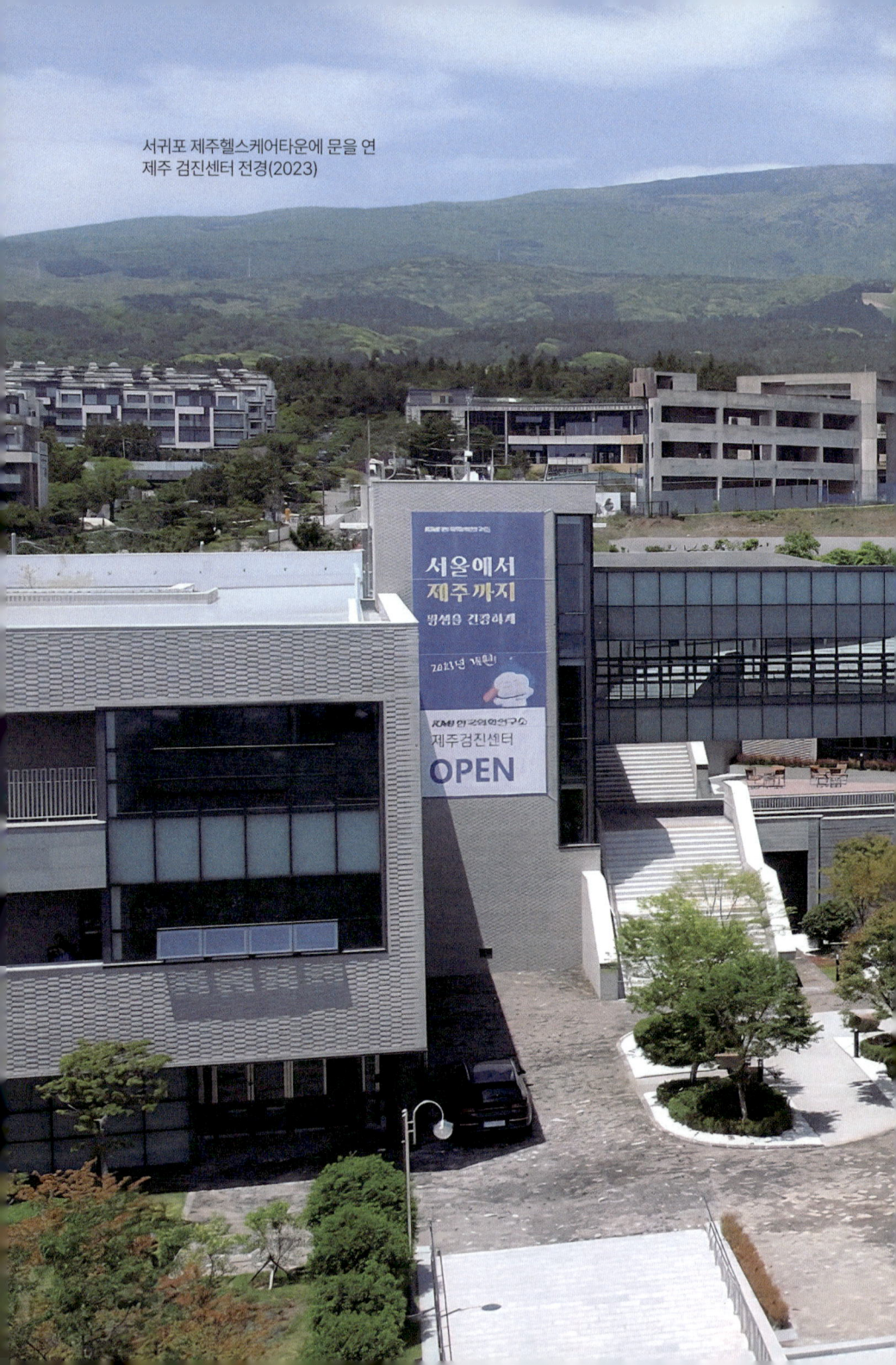

서귀포 제주헬스케어타운에 문을 연 제주 검진센터 전경(2023)

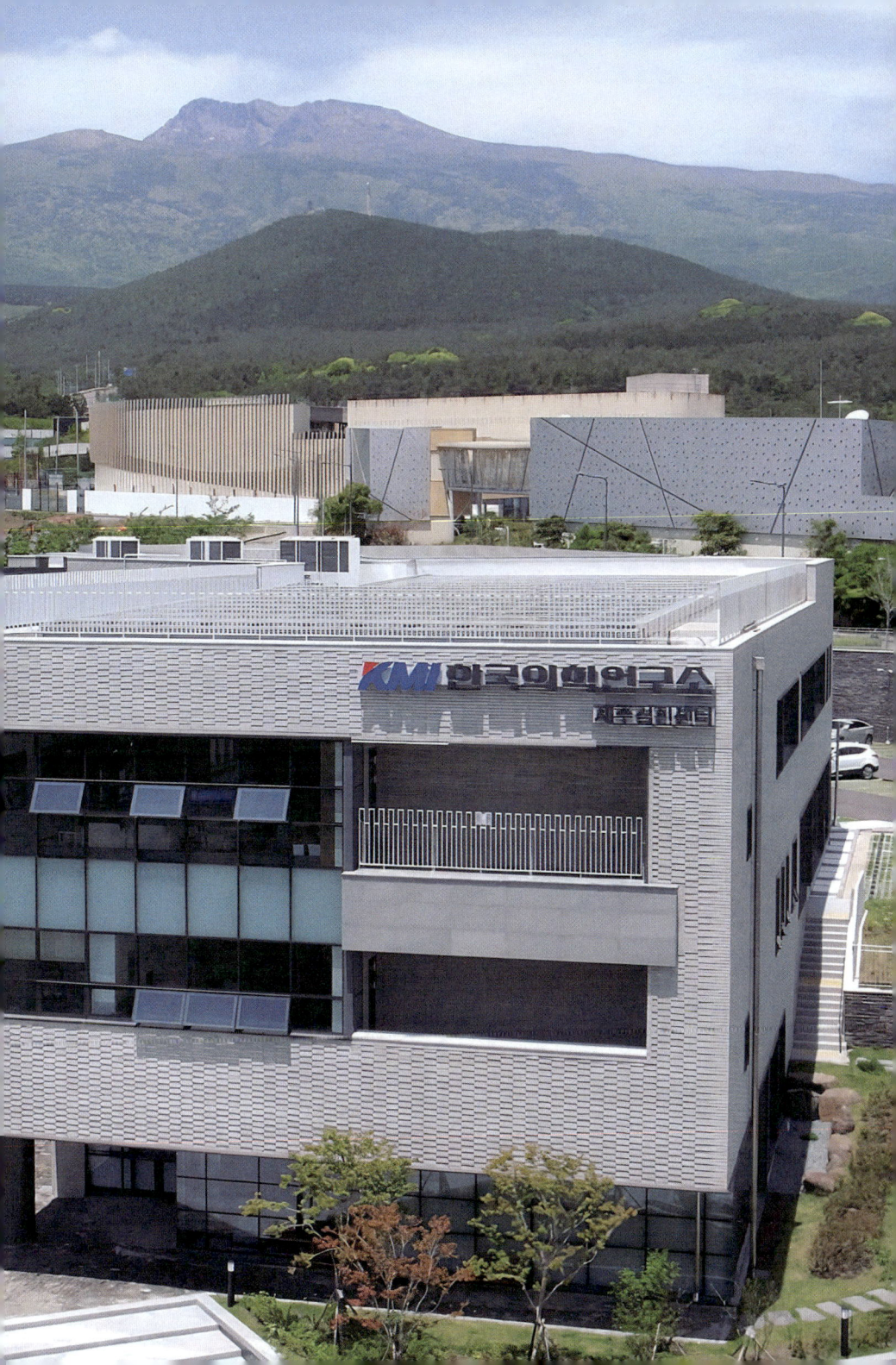

의료 장비가 부족해 정밀검사가 필요한 경우 제주시나 도외 상급병원을 찾아야 했다. 이는 지역 주민들에게 상당한 시간적, 경제적 부담으로 작용했다.

KMI한국의학연구소는 제주도 지역의 의료 접근성 향상을 위해 JDC와 서귀포시의 센터 건립 요청을 수용했다. 오랫동안 방치되었던 제주헬스케어타운이 설립 장소로 선정되었다. 인구 밀도와 수익성을 고려한다면 무리한 선택이었으나, 지리적 제약으로 인해 의료 서비스에서 소외된 지역 주민들에게 건강검진이 필요하다는 요청을 외면하기 어려웠다.

2023년 제주헬스케어타운 의료서비스센터 1층과 2층에 제주 검진센터가 문을 열었다. 1,031평 규모의 센터는 전국 8번째 건강검진센터로, 전문의 4명을 포함해 40여 명이 근무하게 되었다. 제주 검진센터는 국가건강검진과 종합검진 등 다양한 검진을 제공했다.

제주 검진센터가 문을 연 후 예상했던 일들이 현실이 되었다. 많은 주민이 생애 최초로 종합검진을 받았다. 일흔이 넘도록 한 번도 제대로 된 검사를 받아본 적 없다는 어르신들이 한둘이 아니었다. 한 할머니는 "이제야 몸 상태를 제대로 알게 되었어요"라고 말했다. 검진 결과는 우려했던 대로였다. 일찍 발견했다면 간단히 치료할 수 있었을 병들이 이미 진행된 상태로 발견되는 경우가 많았다. 이런 사례들은 제주에 얼마나

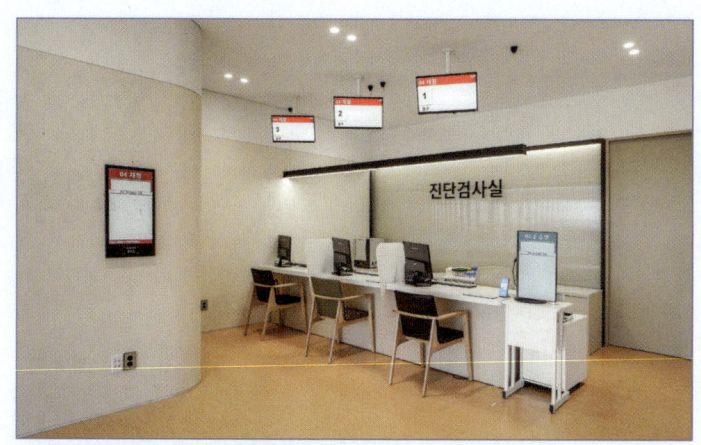

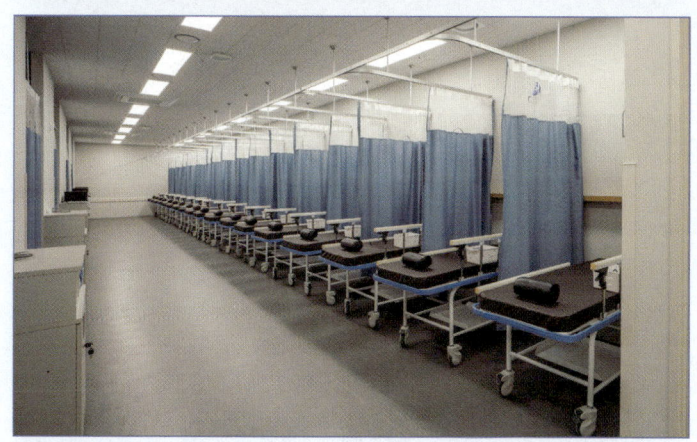

다양한 검진 서비스를 제공하는 제주 검진센터 내부(2023)

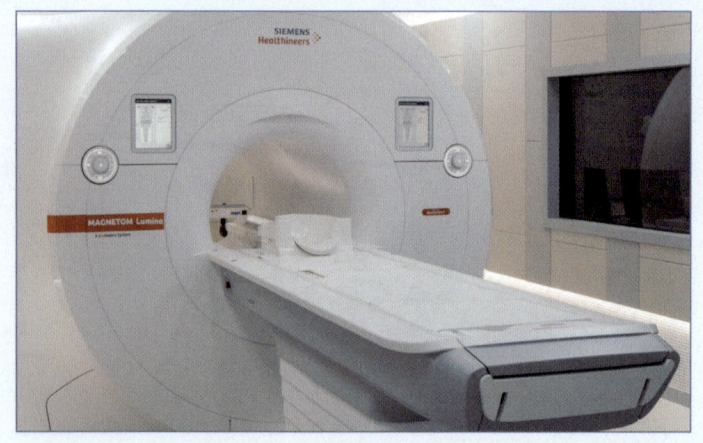

제주 검진센터에 도입된 최첨단 3.0T MRI (2024)

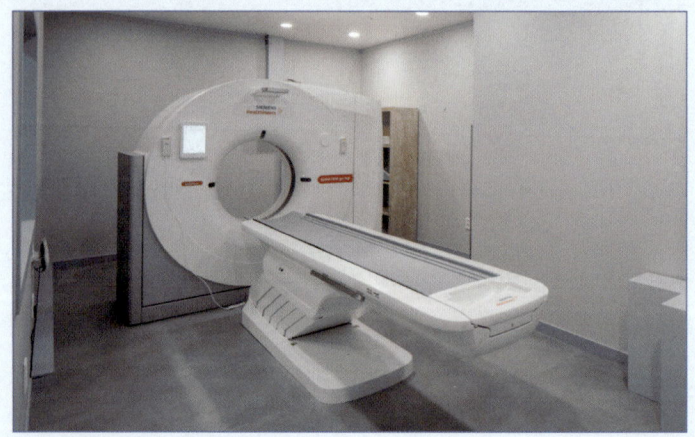

제주 검진센터에 추가 도입된 CT 장비(2025)

큰 건강검진 공백이 있었는지를 보여주었다. 한국의학연구소는 검진 서비스와 함께 지역민의 건강 증진을 위해 노력했다. 지역 행사 의료 지원, 마을 건강 교육, 취약계층 검진 지원 등을 진행했다.

제주 검진센터는 3.0T MRI를 도입하며 정밀 진단 역량을 확보했다. MRI는 뇌, 관절, 혈관 등 미세한 부위의 병변을 정확히 검사할 수 있게 해주었다. 특히 뇌혈관질환은 MRA 기법과 병행하여 상세한 평가가 가능했다. 이어 CT 장비를 추가 도입하며 검진 영역을 더욱 확대했다. 뇌 질환부터 가슴, 복부, 근골격계까지 다양한 질환을 신속하게 검진할 수 있게 되었다.

제주 검진센터는 단순히 검진 기관 하나가 늘어난 것 이상의 의미를 갖는다. 서귀포에서도 서울이나 부산과 같은 수준의 검진을 받을 수 있게 되었다. 더 이상 검진을 위해 새벽부터 제주시로 가거나 하루를 통째로 비울 필요가 없어졌다. 특히 읍면 지역 어르신들에게는 가까운 곳에서 편하게 검진을 받는 기회가 되었다. 이처럼 지역 주민들의 지리적 접근성 부담이 줄어들면서 건강검진 참여도가 늘어나고 있다. 축적되는 건강 데이터는 제주 지역의 선상 특성을 파악하는 자료가 되고 있으며, 전국 최하위 수검률 개선과 함께 지역 주민 건강 증진의 토대 마련에 도움이 되고 있다.

PART 3

건강검진 시스템 효율화

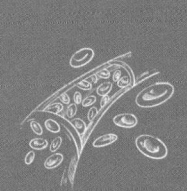
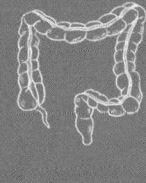
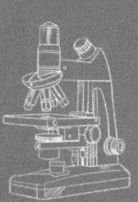

1. 건강검진 시스템 획기적 개선

2. 고객 경험 개선

3. 전문성 강화로 의료 품질 향상

K-Medical Check-up, KMI

1

건강검진 시스템 획기적 개선

암 조기 발견 위한 검진 필요성 제기

지난 40여 년간 우리나라 의료 기술은 괄목할 만한 발전을 거듭했다. 그럼에도 사망 원인 통계에서 1위 자리는 여전히 암이 차지하고 있다. 2023년 기준 암으로 인한 사망률은 남성 27.6%, 여성 20.2%이다. 성별에 따른 차이는 있으나 전반적으로 높은 수준이 지속되고 있다.[7]

주목할 점은 연령대별 양상의 변화다. 65세 이상 고령층에서 암 발생률이 정체 또는 감소세를 보이는 반면, 20~30대 젊은 층에서는 점차 증가하는 추세를 보였다. 서구화된 식습관,

---

[7] [통계로 보는 암] 2023년 성별 주요암 사망분율 / 국가암정보센터

과도한 음주와 흡연, 비만, 환경 변화 등이 복합적으로 작용한 결과다. 젊은 층에서 대장암, 갑상샘암, 유방암 등의 증가세가 두드러지면서 연령대별 맞춤형 검진의 필요성이 제기되었다.

세계보건기구와 국제암연구소는 전 세계 인구의 약 20%, 즉 5명 중 1명이 평생에 한 번 이상 암에 걸릴 위험이 있다고 발표했다. 암은 더 이상 특정 연령대나 집단만의 문제가 아니다.

다행히 조기 발견 시에는 상황이 크게 달라진다. 우리나라 주요 암의 조기 발견 시 5년 생존율은 갑상샘암, 전립선암, 유방암, 위암, 대장암 등에서 90% 이상의 높은 수치를 나타낸다. 폐암은 80%, 간암은 52%, 췌장암은 27% 등 암의 특성에 따라 차이를 보이지만, 기존 생존율과 비교하면 전체 암 환자의 5년 상대 생존율은 꾸준한 상승세를 보여 72.9%에 이른다.[8]

반대로 조기 발견에 실패할 경우 생존율은 급격히 낮아진다. 대장암을 예로 들면, 조기 발견 시 90% 이상의 생존율을 보이지만 2기 88%, 3기 74%, 전이가 진행된 4기에서는 30%로 급락한다. 다른 암종들도 비슷한 경향을 나타내며, 진행 단계별 생존율 격차는 시간의 중요성을 보여준다.

[8] 모든 암의 5년 상대생존율(1933~2022) / 보건복지부

그러나 조기 발견은 결코 쉬운 일이 아니다. 대부분의 암은 초기 단계에서 특별한 신호를 보내지 않아 병이 상당히 진행된 후에야 발견되는 경우가 많다. 피로감, 체중 감소, 소화 불량 등은 일상에서 흔히 경험하는 증상들과 구분하기 어려워, 치료 시기를 놓치고 고통스러운 과정을 거치며 생을 마감하는 안타까운 상황이 반복되었다.

해부학적 특성도 걸림돌이다. 췌장이나 난소처럼 신체 깊숙이 위치한 장기의 암은 일반적인 검진으로는 포착하기 힘들었다. 특히 췌장암은 복부초음파나 내시경으로도 진단이 어려워 고가의 정밀검사에 의존해야 했다.

이처럼 증상만으로는 암을 조기 발견하기 어려운 현실에서, 정기적 건강검진의 필요성이 부각되었다. 증상이 나타나기 전 체계적 검사를 통해 조기 발견하는 것이야말로 가장 좋은 해법이었다.

이 같은 중요성은 국가 차원의 대응으로 이어졌다. 2002년 국가 암 검진 제도가 본격 시행되었고, 2010년대 중반부터는 예방·조기 검진시스템 구축이 보건정책의 핵심 과제로 자리를 잡았다.

그러나 국가검진에도 현실적 한계가 있었다. 성별과 연령에 따른 구분, 정해진 주기 내에서만 시행되었다. 연령에 해당하지 않는 경우 일반 건강검진을 통해 암 위험인자를 간접적으로 확인할 수 있었다.

뿐만 아니라 막대한 비용, 의료 인력과 시설의 한계 등 복합적 제약이 존재했다. 모든 국민에게 매년 포괄적 검진을 제공하기에는 구조적 어려움이 컸다.

이런 배경에서 민간 검진기관은 보완적 역할을 담당하게 되었다. 국가검진 대상이 아니거나 더 정밀한 검진을 원하는 사람들에게 대안을 제시했다. 최신 장비와 맞춤형 프로그램을 통해 개인별 특성에 맞는 차별화된 검진으로 조기 발견의 기회를 넓혀가고 있었다.

암 조기 발견을 위한 여정 : 종양표지자 검사부터 AI 도입까지

KMI한국의학연구소의 암 조기 발견 노력은 1980년대 후반부터 일찌감치 시작되었다. 당시 우리나라의 암 조기 발견율은 20% 내외에 불과했다. 국가적 검진시스템이 정착되기 전 단계로, 공무원과 교직원을 중심으로 검진이 시행될 뿐이었다. 대부분 증상이 나타난 후 병원을 찾는 경우가 많아 진단 시기가 늦어지는 경향이 강했다.

암에 대한 인식도 지금과 달랐다. 증상 발생 후에야 치료를 시작하는 것이 일반적이었다. 5년 생존율도 41% 수준에 머물렀다. 암 사망률은 1983년 인구 10만 명당 102명에서 1994년 128명까지 증가한 상황이었다. 이런 어려운 현실 속에서 한국의학연구소는 출범과 함께 종양표지자 검사를 도입했다. 혈액을 이용한 암 검진이 낯설었던 시기에, 대장암, 간암, 전립선암, 유방암 등 주요 암종에 반응하는 종양표지자 항목을 검진에 포함시킨 것이었다. 당시 대부분의 암 검진이 외과적 진단이나 영상 검사에 의존하고 있던 상황에서 새로운 접근을 시도한 것이다. 종양표지자 검사는 암세포가 분비하는 특정 단백질이나 효소를 혈액에서 측정하는 방법이었다. 극히 미량이지만 이런 물질들을 분석함으로써 암의 존재를 추정할 수 있었다. 한 방울의 혈액검사를 통해 보이지 않던 암의 흔적을 포착하려는 시도였으며, 치료 중심에서 예방 중심으로의 검진 방향 전환을 의미했다.

이런 접근법은 당시로써는 상당히 앞선 것이었다. 대부분의 의료기관이 증상이 나타난 후 진단에 집중하던 시기에, 한국의학연구소는 아직 증상이 나타나지 않은 단계에서 암을 찾아내려는 노력을 기울인 것이다. 혈액을 이용한 검사는 간단하면서도 비용 부담을 줄일 수 있어, 더 많은 사람이 정기적으로 검진을 받을 수 있었다.

한국의학연구소가 1980년대 후반 종양표지자 검사를 선도

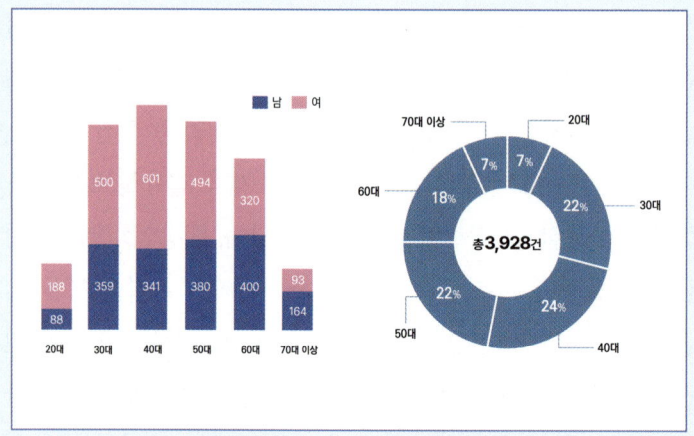

2024년도 성별·연령별 조기 발견 암 분포 현황(2025)

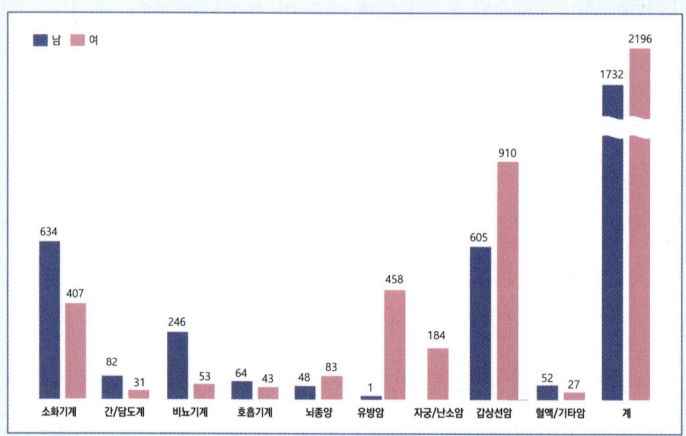

2024년도 성별 기준 질환별 조기 발견 암 분포 현황(2025)

적으로 도입한 이후 1990년대 초반부터 대학병원과 종합병원에서 이런 검사들이 광범위하게 보편화하기 시작했다. 건강검진이 폭넓게 적용되면서, 1990년대 초·중반에는 전국적으로 국가 검사로 자리를 잡았다. 한국의학연구소의 종양표지자 검사는 국가 암 검진사업보다 앞선 민간 차원의 시도였다.

한국의학연구소는 종양표지자 검사 도입에 그치지 않고, 조기 질환 발견을 위한 체계를 오랜 시간에 걸쳐 발전시켜 왔다. 위내시경, 대장내시경, 복부초음파, 뇌 MRI·MRA, 심전도, 유방촬영 등 정밀 검진 항목을 통해 증상이 나타나기 전 조기 발견에 집중하고 있다. 최근에는 내시경 AI 영상 분석 시스템을 도입했다. 2025년부터 활용하기 시작한 이 시스템은 대장·위·폐 등에서 병변을 더욱 정확하고 신속하게 탐지할 수 있게 되어, 기존 진단의 정확도를 높이는 데 활용하고 있다.

이런 지속적인 노력으로 최근 10년간 누적 암 조기발견 건수는 2만 1,559건에 이르며, 2023년 3,114건, 2024년 3,928건 등 매년 꾸준한 증가세가 나타나고 있다.

KMI는 보건복지부가 3년 주기로 시행하는 국가검진 기관 평가에서도 의미 있는 결과를 얻었다. 이 평가는 검진의 품질, 안전성, 결과 관리, 시설, 의료진 역량 등을 종합적으로 점검하는 정책 평가로, 모든 분야 90점 이상 시 '우수', 상위 10% 이내 시 '최우수' 등급을 부여한다. KMI 전국센터는 5대 암

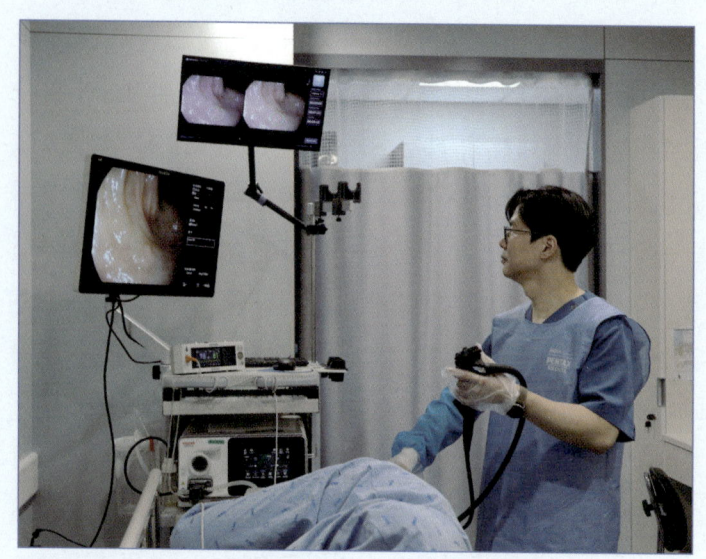

내시경 AI 영상 분석 시스템 도입(2025)

부문에서 우수 및 최우수 등급을 획득하며 검진 역량과 전문성을 객관적으로 인정받았다.

수검자 위한 세심한 배려

KMI한국의학연구소 검진센터는 효율적인 검진 진행과 더불어 수검자들이 편안하게 건강검진을 받을 수 있도록 다양한 시스템을 구축하고 있다. 각 검사실에 고유한 색깔을 부여해 수검자들이 직관적으로 검사실을 구분할 수 있도록 했다. 동선이 명확하게 설계되면 이동 경로와 검사 순서가 분명해져, 처음 방문하는 수검자도 어려움 없이 검진 과정을 따를 수 있다. 각 검사실의 위치와 절차에 대한 안내가 체계적일 때 수검자가 느끼는 심리적 부담도 현저히 감소한다.

KMI는 수원 검진센터 경험을 바탕으로 새롭게 확장하거나 리모델링하는 검진센터들의 경우 동선 계획을 설계 단계부터 고려하고 있다.

KMI가 동선 설계에 관심을 갖게 된 계기는 2021년 수원 검진센터 확장 이전 경험에서 비롯되었다. 수원 검진센터가 확장 이전을 완료했을 때, 외관상으로는 모든 것이 완벽해 보였다. 세련된 인테리어와 현대적 디자인이 조화를 이룬 공간이었다. 그러나 수검자들이 실제로 이용하기 시작하자 예상치 못한 문제가 드러났다.

인테리어 업체가 추구한 심미적 완성도와 실제 사용자들이 경험하는 편의성 사이에는 상당한 차이가 있었다. 시각적으로는 아름다운 공간이었으나 정작 그 안에서 원하는 곳을 찾아가기는 쉽지 않았다. 디자인적 완성도는 높았지만, 수검자들의 시인성은 현저히 떨어지는 상황이었다. 기존의 다른 센터들은 층별로 구분되어 수검자들을 분산 배치할 수 있었지만, 1,760평 규모의 수원 검진센터는 한 층에 모든 검사실이 배치되어 있었다. 설계 단계에서도 이런 구조로 인한 동선의 복잡함을 우려했는데, 실제로 그 우려가 현실로 나타난 것이었다. 수검자들은 길을 찾지 못해 헤매는 일이 잦았고, 이로 인해 안내 업무를 담당해야 하는 인력이 1.5배까지 증가하는 상황이 발생했다. 운영상 상당한 부담이 되면서 개선 방안을 모색하기 시작했다. 그러던 중 직원들이 하나의 아이디어를 제안했다.

'바닥에 길을 그려보면 어떨까요?' 깨끗하게 정돈된 바닥에 알록달록한 색깔을 칠한다? 당시로써는 정말 과감한 도전이었다. 자칫하면 유치해 보이거나 어수선해 보일 수도 있었다. 그러나 이미 인테리어 공사가 완료된 상황에서 대규모 예산을 투입해 재공사를 진행하기는 현실적으로 어려웠다. 이런 제약 속에서 해당 아이디어는 최소한의 투자로 수검자의 불편을 효과적으로 해소할 수 있는 합리적 접근이었다. 그리고 동선을 색상으로 다르게 구분하면 많은 수검자가 동시에 이동할 때 색상만 확인하고 목적지로 바로 향할 수 있어 직관적인 안내가 가능하고 전체적인 검사 흐름이 원활해질 것으로 기대했다.

'X-ray 검사실은 하늘색이 어떨까? 맑고 깨끗한 느낌이잖아.'

'자궁경부암 검사는 핑크로 하고, 여성 동선만 따로 표시하자.'

'채혈은 주황색, 탈의실은 편안한 회색으로.'

하나하나 의미를 부여해 가며 색깔을 정했다. 그러나 색깔 안내만으로는 완전한 해결책이 될 수 없었다. 바닥뿐만 아니라 천장에 안내 표지판을 추가로 설치하고, 벽면에도 눈에 띄게 시트지로 부착했다. 여러 방면에서 고객 동선의 편리성을 위해 계속 고민하고 개선해 나갔다. 무엇보다 핵심은 일관성 있는 서비스였다. 수검자가 문의할 때 모든 직원이 정확하고 통일된 방식으로 안내할 수 있어야 했다. 수원 검진센터는 동선 안내 매뉴얼을 제작해 모든 직원이 매뉴얼을 숙지하고 동일하게 안내할 수 있도록 체계적인 교육을 진행했다.

수검자들의 반응은 예상보다 훨씬 뜨거웠다. 검진이 원활해

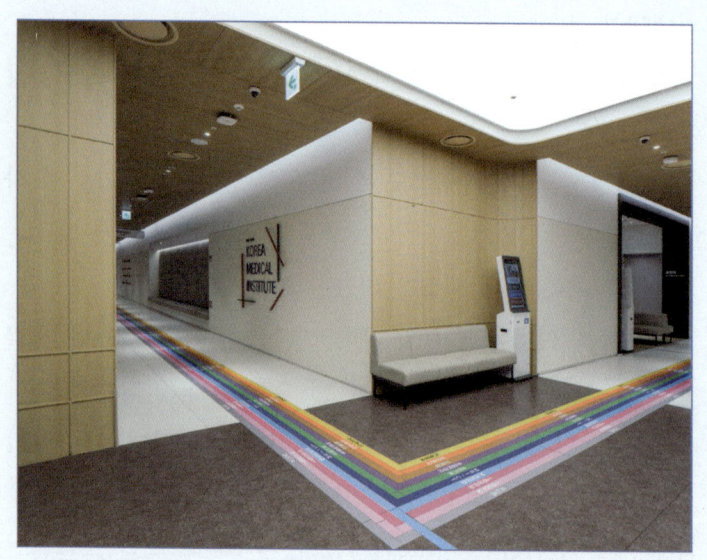

수검자 동선 편의를 높인 수원 검진센터 인테리어(2021)

진 것은 물론, 색깔 바닥이 수원 검진센터만의 특징으로 자리를 잡았다. 소셜미디어에는 수원 검진센터 후기와 함께 바닥 사진이 자주 올라왔다. '길 찾기가 편리하다'라는 평가가 이어졌고, 사내에서도 '실용적인 좋은 아이디어'라는 반응을 얻었다. 운영 효과도 뚜렷했다. 한 번에 많은 수검자가 몰려도 원활하게 검진할 수 있었다. 수검자 동선 표시로 인해 당초 1.5배 증가했던 업무량이 다시 줄어들면서 직원들의 업무 부담도 완화되었다. 이는 각 직원이 자신의 전문 영역에서 수검자를 더욱 세심하게 응대할 수 있는 여건을 마련했다. 심미성만을 추구했던 기존 접근과 달리, 사용자 관점에서 출발한 해법이 실질적인 개선을 가져온 것이었다.

KMI한국의학연구소는 수검자 경험 개선을 위해 인테리어뿐만 아니라 시스템, 서비스 운영 등 다양한 영역에서 계속 노력하고 있다. 장애인의 원활한 이용을 위해서는 법률에 따른 엄격한 편의시설 설치 기준을 준수해야 한다. 한국의학연구소는 이런 기본 요건을 충실히 이행하는 것은 물론, 주요 검진 안내에 점자를 표시하고 휠체어 이용자들을 위한 동선 설계에 세심한 주의를 기울이고 있다.

이러한 노력은 수검자들에게 깊은 인상을 남겼다. '한국의학연구소에서 건강검진을 받으면 체계적이고 효율적인 시스템을 갖춘 전문 기관에 온 것 같다'라는 평가가 자주 들렸다. 사

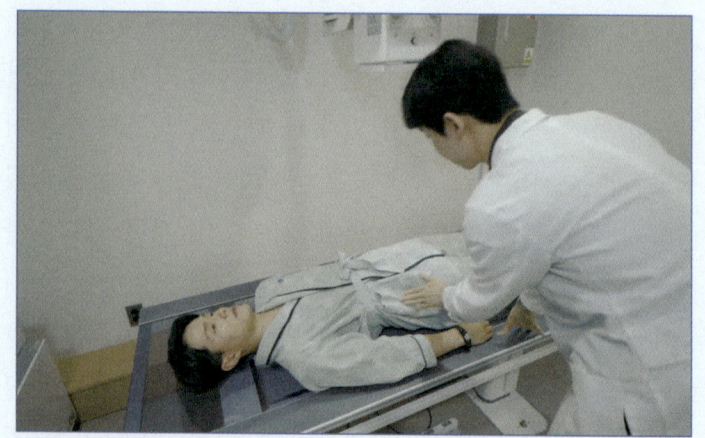

과거, 검진센터마다 달랐던 검진복(2023)

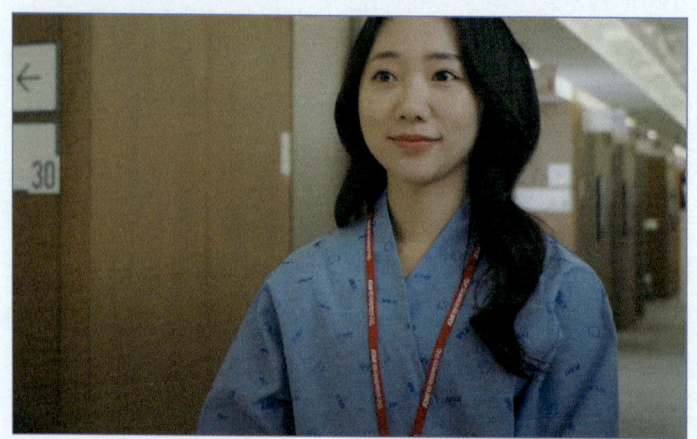

현재, 수검자 편의를 고려해 제작된 KMI 새로운 검진복(2025)

용자의 관점에서 문제를 인식하고 해결책을 모색하는 것이 얼마나 중요한지를 보여주는 의미 있는 사례로 기억된다.

수검자 편의를 위한 노력은 검진복 개발로도 이어졌다. 그동안 센터별로 다른 원단과 디자인, 색상의 검진복이 사용되면서 통일성이 부족했고, 적정 보유 수량 미달로 성수기 대응에 어려움을 겪기도 했다. 무엇보다 수검자들이 느끼는 불편함이 무엇인지 체계적인 파악이 필요한 상황이었다.

KMI한국의학연구소는 기존 검진복 구매 방식에서 벗어나 서울대학교 산학협력단과 함께 '검사자·피검사자의 인간 요소 및 검진 환경 기반 인간공학적 검진복 개발' 연구에 나섰다. 수검자의 실제 불편 사항을 정확히 파악하기 위해 2023년 8월 전국 8개 센터에서 1,800명을 대상으로 한 대규모 조사를 시행했다. 조사 결과 원단이 뻣뻣하고 무겁다는 불편 사항이 가장 많이 제기되었고, 상의 여밈 구조나 대장내시경 바지의 덮개 사이즈에 대한 보완 의견도 있었다.

KMI는 검진 과정에서 수검자와 의료진이 마주하는 다양한 상황들을 자세히 살펴보았다. 수검자의 심리적 안정감은 물론 실제 검진 환경에서 발생하는 여러 제약 조건을 종합적으로 검토해야 했다. 서울대학교의 연구진과 함께 기존 검진복의 문제점을 체계적으로 분석하고, 인간공학적 설계 원리를 바탕으로 개선 방향을 모색했다. 개발 과정에서는 사이즈 체계도 새롭게 검토되었다. 기존에는 검진복이 달라 실제 사이즈와 표기 사이즈가 달라지는 문제가 있었다. 새로운 검진복에는 색약이 있는 수검자도 쉽게 구별할 수 있도록 '사이즈 컬러 라벨' 시스템을 적용했다. 이는 모든 수검자가 같은 편의를 누릴 수 있도록 하려는 작은 배려였다.

이러한 학술적 근거를 바탕으로 새로운 검진복 개발을 시도했다. 가벼우면서도 내구성을 갖춘 원단 사용과 신체 노출에 대한 우려를 줄이는 구조 개선에 노력을 기울였다. 또한 전국 센터의 통일성을 위해 일관된 컬러와 패턴을 적용하며 사용자의 목소리에 귀 기울이고 불편 사항을 개선하기 위해 노력했다. 이 작업 과정은 학술 연구로도 정리되었다. 2025년 국제 학술지 Journal of Engineered Fibers and Fabrics(SCIE)에 논문 2편이 게재되었고, 디자인 등록 3건, 학술대회 발표 4건으로 이어졌다.

고객 서비스 효율화를 위해 RFID 시스템 도입

KMI한국의학연구소는 이른 아침부터 분주한 하루를 시작한다. 수검자들이 전날 저녁부터 금식하고 공복 상태로 검진을 받아야 하는 특성상 아침 시간대에 집중적으로 몰린다. 수검자들이 가장 불편을 호소하는 부분은 긴 대기시간이었다. 한 검사를 마치고 다음 검사를 위해 또다시 기다려야 하는 상황이 반복되었다.

RFID(전자태그) 도입 이전에는 종이 차트와 수기 업무에 의존했다. 수검자는 검진 차트를 본인이 들고 각 검사실로 이동할 때마다 제출해야 했다. 접수할 때도 차트를 들고 순서를 기다렸는데 순서가 꼬이면 수검자들끼리 분쟁이 생기기도 했다. 모든 검사실의 대기 현황은 수기로 체크하거나 접수 창구 직원이 직접 확인하며 관리했다. 수검자들은 직원이 직접 안내해 주거나 안내데스크 및 종이표로 검진 순서를 확인해야 했다. 검사 대기 순서, 다음 검사 장소 등은 모두 의료진과 직원들의 수작업 또는 직접 안내에 의존했다.

RFID 시스템 도입 이전에는 각종 인쇄, 복사, 문서 이동, 보관 등의 반복 작업이 많이 발생했다. 기록 누락, 분실, 대기시간 증가, 동선 혼선 등 비효율과 오류가 발생할 위험이 높았다. 데이터 입력이 필요한 경우 의료진이나 직원이 나중에 수기로 작성한 내용을 다시 시스템에 이중 입력했다. 의료진이 검사, 문진 등 핵심 업무에 집중하기보다 수작업 문서 처리에 많은 시간을 할애할 수밖에 없었다. 과거 시스템은 고객 편의를 위해서는 많은 한계가 있었다. 고객의 요구를 따라가지 못하는

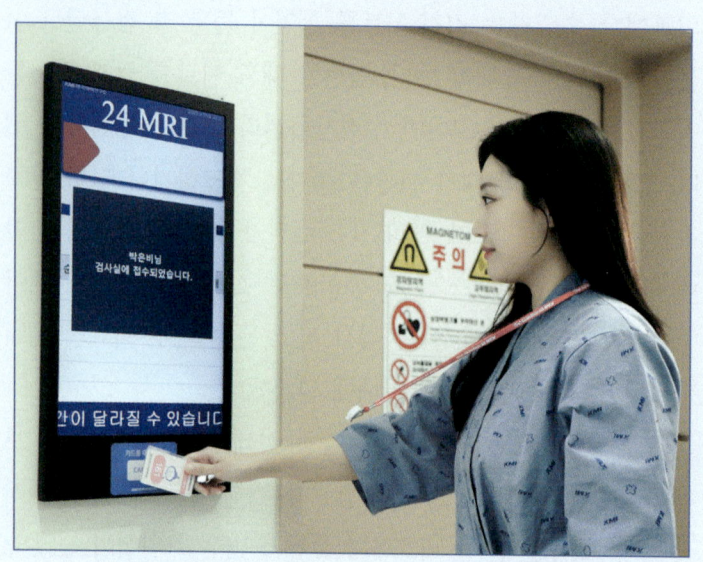

RFID 카드키 사용하는 모습(2025)

부분이 많았고, 일일이 수작업을 해야 하는 등 직원들의 업무 부담을 줄여야 할 필요가 있었다. KMI는 고객을 위한 서비스를 제공하기 위해 시스템 개선이 시급하다고 판단했다.

KMI는 KICS 구축과 함께 RFID 시스템을 추진했다. 도입 전에는 어르신들의 RFID 이용에 어려움이 있을 것이라는 우려가 있었다. 이에 따라 2021년 4월 광화문 검진센터가 가장 먼저 도입하여 반응을 살펴보기로 했다.

정보기술(IT) 기기에 익숙하지 않은 수검자를 위해서는 각 검사 진행 전 사용 방법을 안내하여 누구나 쉽게 사용할 수 있도록 배려했다. 시범 운영 결과는 예상과 달랐다. 어르신들의 반응이 매우 긍정적이었고, 오히려 능동적으로 임했다. 이런 결과에 힘입어 다른 센터에서도 앞다퉈 RFID 시스템을 도입하게 되었고, 2022년 전국센터 설치를 완료했다.

모든 수검자는 검진 시작 전에 RFID 기능이 있는 목걸이 카드키를 받는다. 탈의실에서부터 검사 종료 시까지 RFID 태그를 통해 편리하게 검진이 진행된다. 검사실마다 태그를 하면 검진이 어디까지 종료되었는지, 앞으로 어떤 검사가 남았는지 확인할 수 있다.

RFID 시스템의 도입으로 종이 차트 등 아날로그 문서가 필요 없어졌다. 모든 과정이 디지털로 기록되고 관리되어 데이터의 일관성과 신뢰도가 높아졌다. 동명이인으로 인한 정보

혼동이나 수기 기록 오류 가능성도 크게 줄어들었다. 의료진은 RFID 기반 정보를 사용해 검사 진행 현황과 동선을 관리할 수 있게 되었다. 동선 관리와 정보 안내가 자동화되어 운영 효율을 높일 수 있었다. 각종 인쇄, 복사, 문서 이동, 보관 등의 반복 작업이 사라지면서 의료진과 직원들이 핵심 업무에 집중할 수 있는 환경이 조성되었다.

KMI한국의학연구소는 2024년 기준 연간 143만여 명의 수검자가 방문했다. 이런 대규모 검진 환경에서는 안정적인 동선 관리와 시스템적 효율성이 필수적이다.

RFID 시스템 도입 이후 대기시간을 30분에서 1시간까지 절약할 수 있게 되었고, 검사 효율이 높아졌다. 수검자들은 짧은 대기시간, 최적화된 검사 동선, 신속한 접수, 쾌적한 검사 환경 등 실질적 편의 향상을 체감하고 있다.

수검자 동선을 위한 FOCUS 플랫폼 개발

RFID 시스템이 도입되어 검진 효율성은 개선되었지만, 여전히 해결되지 않은 과제가 있었다. 하루 최대 천 명의 수검자가 방문하는 환경에서 동선 관리에 어려움이 있었다. RFID 태그를 도입해 대기·검사 현황을 확인하는 단계까지 왔지만, 여전히 '어떻게 이동하고 어디서 기다려야 하는지'를 능동적으로 관리해 주는 체계는 부족했다. KMI는 고객별 맞춤 동선 관리로 필요한 안내와 설명을 충분히 받을 수 있어야 서비스 만족도를 높일 수 있다고 생각했다. KICS 데이터를 활용하여 수검자 동선에 맞춘 시스템 개발이 필요하다고 판단했다.

KMI는 외부 개발사와 협업을 검토했으나, 즉각적인 개선에는 한계가 있었다. 자체 역량으로 시스템을 개발하기로 하고, 약 1년 6개월간의 개발 과정을 거쳐 FOCUS(Flow Optimization Customer Utility System)를 개발했다.

내부 개발은 외부 개발과 달리 긴급한 변경에도 대응할 수 있다는 장점이 있었다. 의료진, 접수 담당자, 검사 분야별 의견을 반영한 현장 중심 피드백을 통해 수많은 시행착오를 거치며 시스템을 다듬어갔다.

2023년 9월 여의도 검진센터에서 시범 적용을 시작했다. 이후 단계적으로 확산하여 2024년 8월 제주 검진센터를 마지막으로 전국 모든 검진센터에 구축했다. 센터별 구조와 여건에 맞춘 조정을 거쳤다.

FOCUS는 수검자 동선을 실시간으로 파악·관리하는 시스템이다. 목적은 효율성 확보와 함께 수검자의 불편을 줄이고 만족도를 높이는 것이다. 예약자 수와 층별 유입 인원을 실시간으로 파악해 과밀을 방지하고, 특정 검사실에 인원이 몰릴 경우 분산 배치한다. 수검자 상태를 '대기 중', '검사 중', '부재', '완료'로 구분해 검사 누락을 줄이고자 했다. 개별 수검자의 상황에 따른 세심한 배려도 가능하다. 자궁 초음파 검사의 경우 소변이 충만해야 가능한 검사인데, 수검자가 화장실이 급한 경우 응급으로 표기하고 우선 조치하여 먼저 검사를 받을 수 있도록 했다.

수검자의 안전을 위한 기능도 강화했다. 검사실 화면에는 임신 또는 임신 가능성이 있는 경우, 장애인·의족 착용 여부, MRI/CT 촬영 시 주의 필요 여부 등을 아이콘으로 표시해 의료진이 수검자 상태를 자세히 파악할 수 있도록 했다. 검사 시 발생하는 추가 상세 주의 사항은 메모 기능으로 기록되어 다음 검사에서도 참고할 수 있다. 수검자 측면에서 편의성도 고려했다. 키오스크에는 수검자의 대기·호출·검사 현황이 표시되며, 외국인 수검자를 위해 영문 병기를 추가했다.

FOCUS 구축으로 운영 측면에서 여러 변화가 나타났다. 동선 정보가 실시간으로 관리되면서 반복적 업무가 일부 자동화되고 불필요한 이동이나 대기시간이 줄어들었다. 시스템을 통한 데이터 공유와 실시간 모니터링으로 직원 간 혼선과 오류를 일정 부분 줄일 수 있었다. 이러한 운영 개선은 수검자들이 직접 체감할 수 있는 변화로 이어졌다. 대기시간이나 불

필요한 이동이 줄어드는 효과를 느끼고 있으며, 체계적 안내로 검사 누락이나 실수도 줄어들었다. 민감 검사 시 프라이버시 보호에도 도움이 되고 있다. 전반적으로 수검자 민원이 감소했고, 검사 효율과 안전성 면에서도 개선이 있었다. 의료진들로부터는 이전 시스템을 사용할 때에 비해 오류가 감소하여 편리하다는 이야기도 들을 수 있었다. FOCUS 플랫폼을 통해 축적된 이동 이력과 데이터를 바탕으로 운영을 효율화 할 수 있는 기반이 마련되었으며, RFID 기술을 활용한 수검자 동선 최적화를 위한 관리용 소프트웨어 등 10건은 특허청에 상표 등록되었다.

KMI는 수검자의 검진 환경을 개선하기 위해 인테리어 구조 개선과 함께 시스템 면에서도 계속 고민해 나가고 있다. FOCUS 플랫폼 개발도 그런 지속적 개선 노력의 연장선에 있다. 앞으로는 인공지능(AI) 기술을 접목해 혼잡 예측, 동선 최적화, 검사 소요 시간 분석 등 자동화 시스템을 더욱 발전시켜 나갈 계획이다. 한국의학연구소는 수검자를 위한 환경 개선을 완성이 아닌 계속 발전시켜야 할 과정으로 여기고 있다.

K-Medical
Check-up, KMI

2

고객 경험 개선

검진 사후관리 시스템 구축

건강검진에서 검진 자체보다 검진 후 결과에 대한 상담과 그에 따른 후속 조치가 더 중요하다. 검사 결과를 기반으로 한 추가 안내, 필요시 상급 기관 연계, 결과 상담을 통해 수검자가 병을 놓치지 않고 자신의 건강을 제대로 돌볼 수 있다. 이러한 업무를 체계적으로 수행하는 것이 바로 검진센터의 CRM(Customer Relationship Management, 고객관계관리)이다.

2000년대 초 강남 검진센터는 운영체계를 다듬어가던 시기였다. 판독 결과가 작성되면 간호사들이 내용을 직접 기재했고, 초음파·혈액·엑스레이 등 개별 검사지를 파일에 끼워 넣는 방식으로 결과지를 완성했다. 결과는 우편으로 발송되었다.

수검자들이 결과지를 제대로 확인하지 않아 치료 시기와 추가 검사가 필요한 소견을 놓치는 사례가 반복되었다. 시간이 지나 다음 해 검진을 받으면 경과가 나빠져 있는 경우들이 있었다. '그냥 두면 안 된다'라는 생각이 KMI한국의학연구소만의 CRM 체계로 이어졌다. 조기 발견이란 건강검진의 본래 목적을 위해서는 '그 후의 관리'가 필수였다.

중증 질환자에 대한 전화 안내에서 시작됐다. 검사 결과지를 살핀 간호사들이 '그냥 둘 수 없다'라는 생각에 전화를 걸기 시작했다. 연락이 닿지 않으면 문자로 다시 안내했다. '다시 오지 않더라도 꼭 진료를 받으세요'라는 당부로 이어졌다. 전화가 연결되지 않아 문자를 남겨도 끝내 연락이 닿지 않는 경우, 몇 달 후 안타까운 소식을 듣게 되기도 했다. 특히 고령 수검자들에게 이러한 일이 반복되었다. 이러한 전화 안내 업무가 늘어나면서 체계적인 관리가 필요해졌다. 처음에는 간호사가 일일이 상담일지를 작성하고, 차기 검진일을 관리해야 했다.

현장 간호사들의 문제의식에서 출발했다. 2000년대 초반 외부 업체와 협력하여 CRM 프로그램 준비가 시작됐다. 강남검진센터 이화순 센터장은 당시를 이렇게 회상한다.

"강남 검진센터에서 CRM을 처음 시작하게 되었습니다. 제가 결과 처리팀에 있을 때 결과 상담 문의가 많았는데, 추가

검사가 필요하거나 다른 병원 진료가 필요한 분에게 안내해드리면서 이를 기록하고 관리할 시스템이 없다는 점이 아쉬웠습니다. 전담 인력도 부족한 상황이었고요. 그래서 2004년경 프로그램 개발을 시작했습니다. 처음에는 상담 일지와 차기 내원일 관리 정도의 기본적인 기능만 있었습니다. 상담 내용을 확인해서 필요한 시점에 수작업으로 안내 문자를 보내는 방식이었죠. 이후 단계적으로 기능을 추가해 나갔습니다."

초기에는 '목밑샘 초음파를 하실 때가 됐습니다' 같은 알림 문자를 상담일지를 확인한 뒤 수작업으로 발송했다. 중증 질환자 관리는 상급병원과 협진을 맺어 치료가 긴급하게 이루어지도록 하였고, 담당자는 결과지를 받은 수검자가 병원을 찾지 않더라도 필요한 시점에 진료를 받을 수 있도록 안내했다. 현장의 요구사항들을 전문 업체에 전달하며 프로그램이 발전되었다. 차기 내원일 설정, 외부 진료 연계자 관리, 중증 환자 리스트 생성 등 기능이 단계적으로 추가되었다. CRM 프로그램은 점차 발전을 거듭했다. 강남 검진센터에서 시작된 이후 한국의학연구소 전국센터로 확대되어 2005년에 본격적인 체계를 갖추게 됐다.

현재 전국센터에는 CRM 전담 인력이 배치되어 있다. 모든 CRM 직원은 교육을 체계적으로 받은 의료 인력으로 구성되어 있어 전문적인 상담이 가능하다. 수검자별 사후관리는 질환 코드를 기준으로 체계화되어 있으며 암, 심혈관 등 중증 질환자에게는 우선 연락이 이루어진다. 재검이 필요한 경우 신속한 문자 및 전화 안내를 하고, 건강 결과에 맞춘 상담과 추가 진료 연계를 통해 수검자의 건강관리를 뒷받침한다. 수검자들이 검사에 그치지 않고 결과를 바탕으로, 건강을 제대로 돌볼 수 있도록 건강관리 파트너로서 역할을 다하고 있다.

카카오톡 채널 '크미랑' 통한 긴밀한 소통

2010년대 들어 우리나라 소통 방식이 급격히 바뀌었다. 스마트폰 보급률이 80%를 넘어서면서 일상의 모든 영역에 디지털 기술이 스며들었다. 특히 카카오톡은 국민 메신저로 자리를 잡았다. 한국언론진흥재단이 발표한 <2024 소셜미디어 이용자 조사>에 따르면 국내 카카오톡 이용률은 98.9%에 달했다.

의료 서비스 분야에서도 변화가 필요했다. 기존의 전화 상담과 우편 발송 방식으로는 수검자들의 다양한 요구를 충족하기 어려워졌다. 건강검진이 끝나면 관계도 끝나는 것이 아니라, 지속적인 건강관리 파트너 역할이 필요한 시점이었다.

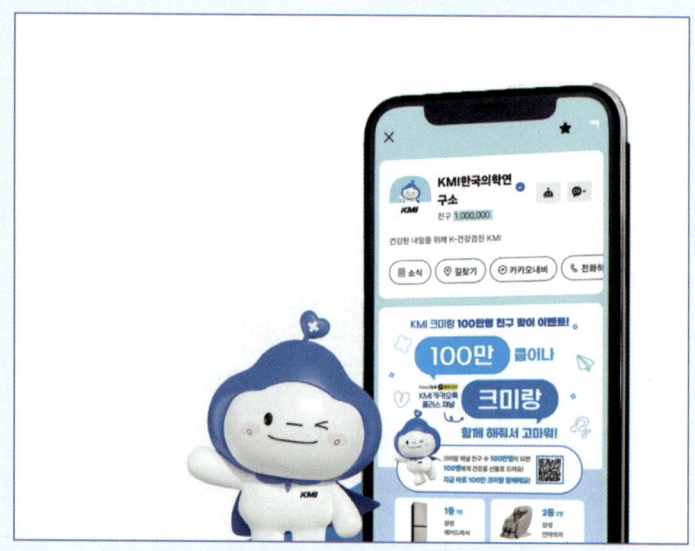

'크미랑' 카카오톡 채널(2024)

KMI한국의학연구소는 국내에서 가장 많이 사용하는 플랫폼을 활용해 수검자의 편의성을 개선하기로 했다. 건강관리에 가장 적합한 소통 창구를 만들어보자는 생각이었다.

KMI는 카카오톡 플러스친구 공식 채널 '크미랑'을 운영하고 있다. '크미(KMI)랑 함께해요'라는 의미를 담은 이름이다. 챗봇 기능 도입과 채널 전면 개편을 통해 서비스를 확장했다. 친구 수는 2024년 50만 명을 돌파한 데 이어 1년 만에 100만 명을 넘어섰다. 2023년 16만 명에서 시작해 불과 2년 만에 6배 이상 성장한 것이다.

KMI는 '크미랑'을 통해 검진 예약부터 결과 확인, 사후관리까지 건강관리에 필요한 모든 기능을 제공한다. 별도 앱 설치나 복잡한 가입 절차 없이 카카오톡만으로 이용할 수 있어 수검자들의 편의성을 높였다. 건강검진을 받기 전 수검자들이 가장 궁금해하는 것은 준비 사항이었다. 금식은 언제부터 해야 하는지, 복용 중인 약물은 어떻게 해야 하는지, 검진 당일 어떤 복장으로 와야 하는지 등 세부적인 안내가 필요했다. 텍스트만으로는 이런 내용들을 명확하게 전달하기 어려웠다. 이를 해결하기 위해 영상 콘텐츠 '최고 인기 강사 크미쌤'을 통해 검진 전후 주의 사항을 쉽게 전달하고 있다. '크미랑'은 24시간 챗봇 서비스를 제공하여 수검자들의 간단한 문의 사항을 신속하게 해결한다. 상세한 상담이 필요한 경우에는 전문 상담원과의 채팅을 통해 개별적인 맞춤 상담을 제공한다. 또한 '예약하기' 기능을 통해 온라인 예약 시스템에 직접 연결해 편리한 예약 서비스를 제공한다.

이러한 쌍방향 소통 창구를 마련하게 된 것은 일방적인 정보 전달만으로는 충분하지 않다는 인식에서 시작됐다. 일방적인 정보 전달이 아닌, 수검자와 함께 긴밀하게 소통하는 채널을 지향했다. 한국의학연구소는 건강검진 데이터를 바탕으로 한 걸음 더 나아간 맞춤형 건강관리 서비스를 제공한다. 검진이 끝나는 것이 아니라, 개별 건강 상태에 맞는 사후관리를 지원하는 것이다. 현재는 만성질환 대상자를 중심으로 카카오 알림톡 서비스를 제공하고 있다. 만성질환 대상자 중 선별된 심혈관 질환 위험 대상자에게 당뇨, 흡연력, 비만, 혈압, 콜레스테롤 검사 결과를 '크미랑'을 통해 발송하여 적합한 건강관리 방법을 안내한다. 대상자는 알림톡을 받으면, '크미랑' 내 버튼을 통해 전용 건강관리 페이지에 접속할 수 있다. 향후에는 수면, 정신건강 등 다른 유형의 질환도 서비스 영역에 포함해 나갈 예정이다.

'크미랑'의 성장은 단순한 숫자 증가가 아니다. 건강관리 플랫폼으로서 검진 고객들의 필요를 충족하고 있다는 긍정적인 신호로 해석되고 있다. 그동안 한국의학연구소가 고객 소통에 기울여온 노력의 결과이기도 하다. KMI한국의학연구소는 '크미랑'을 통해 수검자와 더 가까이 소통하며 건강한 삶을 함께 만들어가고자 한다. 검진으로 끝나는 것이 아니라 일상에서 건강을 챙길 수 있는 건강관리 파트너로 역할을 다하기 위해 노력하고 있다.

AI 스마트 검진 리포트 제공

건강검진이 끝나고 나면 또 다른 기다림이 시작되었다. 결과지가 우편으로 도착하기까지 2주 이상을 기다려야 했다. 종이로 된 결과지는 늘 분실이나 손상 우려가 따라다녔고, 보험사에 제출하거나 다른 병원에 가져가야 할 때면 복사하거나 분실 시 재발급을 받아야 했다.

KMI한국의학연구소는 수검자의 불편을 개선하고자 결과지 제공 방식을 새롭게 하기로 했다. 종이 결과지의 내용과 디자인을 수검자 중심으로 변경하기 위해 동시에 온라인 결과지 개발을 진행했다. 건강검진 결과지를 직관적이고 간결하게 개편함으로써 수검자가 검진 결과를 더욱 쉽게 이해할 수 있도록 개선했다. 이와 함께 사용자 인터페이스와 경험도 수검자의 입장에서 다듬었다.

2024년 1월 '온라인 결과지 서비스'를 도입했다. 별도 애플리케이션을 설치할 필요 없이 모바일과 PC에서 건강검진 결과를 신속하게 확인할 수 있게 되었다. 언제 어디서나 PDF 파일로 다운로드해 필요한 곳에 제출할 수 있게 되었다. 몇 년간 누적된 검진 이력도 함께 확인할 수 있어 자신의 건강 변화를 살펴볼 수 있다.

2024년 9월에는 생성형 AI 서비스 '에스크미(asKMI)'가 함께하며 AI를 활용한 '스마트검진리포트'로 고도화되었다. '에스크미'는 기존 건강검진 결과 제공 방식의 한계를 보완하기 위해 개발된 서비스다.

일반적으로 건강검진 결과는 수검자에게 단순히 문서로 통보되거나, 제한적인 전화 상담을 통해 제공되었다. 이러한 방식은 수검자가 자신의 건강 상태를 충분히 이해하고 적절한 조치를 하는 데 한계가 있었다.

에스크미는 생성형 AI ChatGPT와 같이 초거대 언어 모델을 기반으로 질의응답이 가능한 시스템이다. KMI의 검진 데이터를 학습하여 개인 맞춤 소통이 가능하다. 24시간 언제 어디서나 즉각적인 문답이 가능하며, 어려운 의료 용어와 건강 상식에 대한 궁금증도 해결해 준다. 현재 건강검진 결과 해석, 검사 항목 설명, 의료 용어 해설, 건강관리 방법 안내 등을 제공한다.

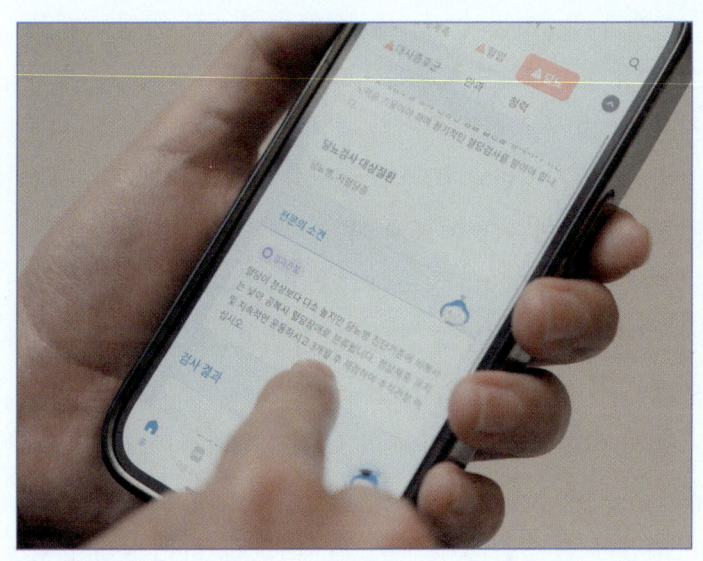

스마트검진리포트로 모바일에서 검진결과 확인(2025)

에스크미는 보건복지부의 비의료 건강관리 서비스 기준을 준수하여, 의료 행위로 간주될 수 있는 상담이나 조언은 제공하지 않으면서도 건강관리에 도움이 되는 정보를 제공한다.

향후에는 사용자의 질문 이력과 검사 결과를 바탕으로 사용자가 받아야 하는 검사를 사전에 알려주고 맞춤형 건강 프로그램과 건강기능식품을 추천하는 서비스로 확대될 계획이다. 사용자가 질문할 내용을 미리 제안하는 기능도 추가되어, 사용자 경험을 향상하게 시킬 예정이다.

에스크미가 도입된 후 수검자들이 언제든지 모바일이나 PC로 신속하게 접근할 수 있게 되면서 온라인 결과지 사용 빈도가 증가했다. 2025년 온라인 결과지 사용률은 60%에 달했다. 고객의 소리를 통해 전해지는 수검자들의 반응은 긍정적이다.

'검사 하나하나 설명이 좋아요. 검사 결과를 이해하기 쉬워요.'

'건강이 안 좋은 곳을 쉽게 알 수 있고, 이전 상태와 쉽게 비교할 수 있어 건강관리에 정말 유익하다고 생각됩니다. 그리고 표준 범위와 수치를 보는 방법 등을 쉽게 알 수 있게 하여 명확하게 이해할 수 있어 정말 좋습니다.'

접근 속도가 빨라졌고, 자료 보관이 편리해졌다는 의견이 많다. 결과지를 분실할 염려가 없어졌고, 개인정보 보안에 대한 신뢰도 높아졌다고 한다.

AI를 활용한 스마트검진리포트는 시대 변화 속에서도 수검자가 건강관리를 이어갈 수 있도록 도우려고 한다. 검진 결과를 이해하기 쉽게, 언제든 접근할 수 있게, 그리고 사후관리까지 자연스럽게 이어질 수 있도록 하는 것이 지향점이다. 기술은 발전하고 도구는 달라지지만, 수검자의 건강을 먼저 생각하는 마음만큼은 처음과 다르지 않다.

'나는 크미' 동화책 발간

2025년, KMI한국의학연구소 창립 40주년을 맞아 또하나의 도전이 시작되었다. 한국의학연구소 캐릭터 '크미'를 탄생 배경으로 한 그림 동화책 『나는 크미!』를 만든 것이다. 건강검진기관에서 그림 동화책을 제작한 사례는 흔하지 않다.

동화책에 담긴 이야기는 이러했다. 건강지킴이 크미가 길을 잃고 슬퍼하는 강아지 왕왕이를 만나게 되었다. 가족을 찾아주기 위한 모험이 시작되고, 누군가를 도울 때마다 크미의 머리 위에 꽃봉오리가 피어났다. 선행을 통해 얻는 기쁨과 성장을 표현하는 장치였다. 어린이들이 주인공을 통해 건강한 습관

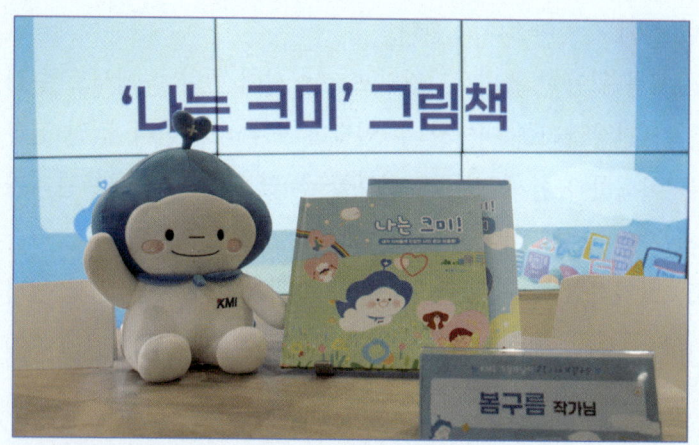

'크미'의 탄생 배경을 담은 그림 동화책 『나는 크미!』 제작(2025)

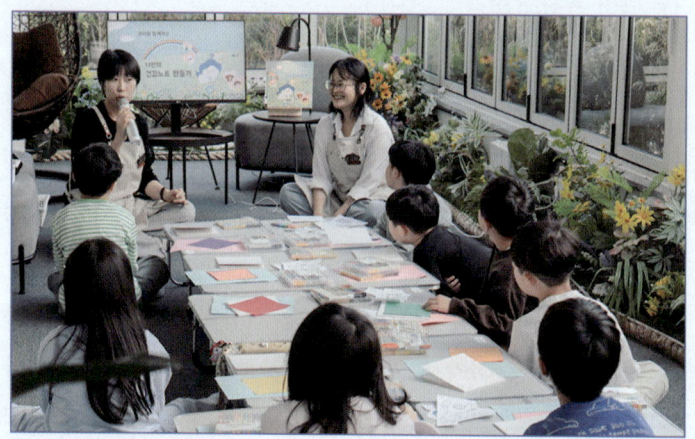

서울 월계도서관에서 아이들과 함께한 독서 프로그램(2025)

과 타인에 대한 배려를 자연스럽게 접할 수 있도록 구성했다.

본문과 함께 워크북이 제공되었다. 과일과 채소의 영양 정보, 건강 도시락 만들기, 신체 부위 알아보기, 컬러링과 미로 찾기, 건강 관련 퀴즈 등이 담겨 있었다. 놀이를 통해 건강에 대한 인식을 키우려는 의도였다.

한국의학연구소는 어린 시절 형성된 건강 습관이 평생 지속된다는 믿음에서 그림책을 통해 건강에 대한 올바른 인식을 심어주고자 했다. 완성된 동화책 1,200권은 사단법인 전국지역아동센터협의회를 통해 전국 75개 지역아동센터에 전달되었다.

동화책 출간 이후에는 지역사회와 함께하는 활동도 이어졌다. 2025년 4월 한 달간 동화책 삽화를 담당한 봄구름 작가와 함께 도서관 3곳과 초등학교 1곳에서 독서 프로그램 '나만의 건강 노트 만들기'를 진행했다. 건강한 생활 습관을 주제로 한 미술 활동을 통해 지역 어린이들에게 건강의 중요성을 전하는 시간이었다.

'크미' 캐릭터를 향한 20년 여정

　동화책 주인공이 된 '크미'가 현재 모습을 갖추기까지는 긴 시간이 필요했다. 1990년대 후반, 한국의학연구소는 건강 정보 전달을 위한 새로운 접근 방식을 고민하고 있었다. 성인병과 질환별 팸플릿을 제작하면서 전문적인 의학 정보를 일반인들이 쉽게 받아들일 수 있는 방안이 무엇인지 모색하고 있었다.

　그 과정에서 캐릭터를 활용한 소통이 제안되었다. 당시 신동우 화백과 협업하여 탄생한 캐릭터는 긴 고수머리에 간호사를 연상시키는 모습이었다. 만화와 홈페이지를 통해 건강 정보를 전달하는 역할을 시작했다.

　2013년 KMI 캐릭터 크미는 빨간 망토를 두른 채 친근한 미소를 띤 모습으로 변화했다. 머리에 올린 청진기와 안정감 있는 체형으로 신뢰감을 표현하려 했다.

　현재 KMI 캐릭터 크미는 2022년 새롭게 탄생했다. 시대 변화에 맞춰 건강 메시지를 친근하게 전달하고 호감도를 높이기 위한 시도였다. 목화를 형상화한 얼굴에 의료 심벌마크와 하트를 배치했다. 파란 망토는 건강지킴이라는 사명을 나타냈다.

　여러 변화를 거친 크미의 여정은 한국의학연구소가 추구해 온 가치를 담아내고자 했다. 의학적 전문성을 유지하면서도

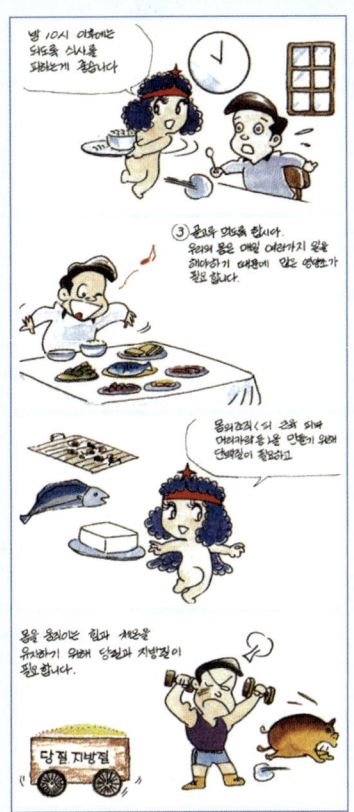

신동우 화백과 협업으로 그려진
KMI 캐릭터(1995)

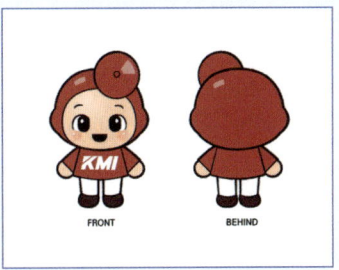

빨간 망토와 청진기로 신뢰감을 표현한
KMI 캐릭터 크미(2013)

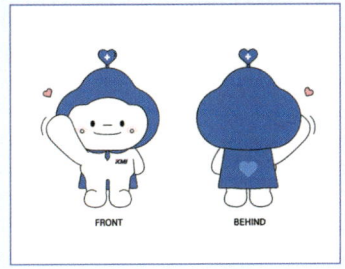

건강지킴이를 표현한 현재 KMI 캐릭터 크미
(2022)

PART 3. 건강검진 시스템 효율화 | **161**

일반인들과의 거리를 좁히려는 노력이었다.

크미는 동화책을 넘어 SNS와 웹툰을 통해 건강 정보를 전하는 역할을 맡게 되었다. 건강검진 방법과 주의 사항을 쉽게 안내하는 일을 담당했다. 특히 어린이와 젊은 세대에게 건강에 대한 관심을 불러일으키는 매개체가 되어갔다.

KMI는 크미를 통해 건강에 대한 올바른 인식을 어린 시절부터 심어주어 평생에 걸친 건강한 삶의 토대를 만들고자 했다. 의료의 어려운 용어와 거리감의 벽을 허물고, 건강을 돌보는 것이 특별한 것이 아니라 일상이 되기를 바라는 마음이 '크미'라는 캐릭터에 담겨 있다.

K-Medical
Check-up, KMI

3

전문성 강화로
의료 품질 향상

의료진 노하우를 공유하는 의료진 세미나 개최

　건강검진은 혈액과 소변검사, 내시경, 초음파, CT와 MRI와 같은 영상 진단 장비 등을 활용해 우리 몸에 이상 소견이 있는지 확인하게 된다. 정확한 검진을 위해서는 의료진의 오랜 경험과 전문성이 필수 요소다. 아무리 최신 장비를 갖추고 있어도, 이를 다루는 의사의 실력이 부족하다면 정확한 검진을 기대하기 어렵다. 특히 건강 상태, 개인별 위험 요인, 복잡한 검사 결과 등 연령층별로 고려해야 할 상황이 많다.

　KMI한국의학연구소는 의료진 전문성 강화 및 건강검진 품질 향상을 위해 매년 정기적으로 의료진 세미나를 진행하고 있다. 전국에 산재해 있는 8개 검진센터 의료진이 한자리에 모이기는 쉽지 않다. 의료진은 세미나에 참석하기 위해 당일 검

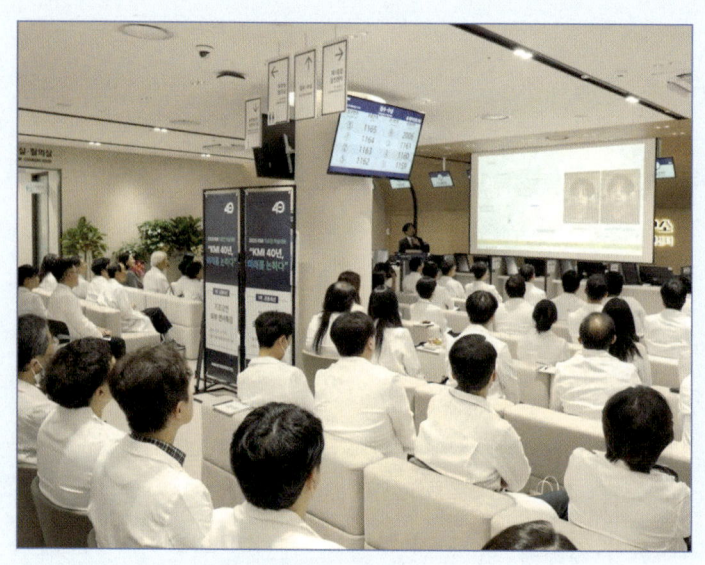

외부 강연과 토론, 기술 교육으로 확대된 의료진 세미나 '미래를 논하다'(2025)

진을 포기해야만 한다. KMI가 검진을 중단하면서까지 의료진 세미나를 고집하는 것은 안전하고 정확한 검진을 위해서 꼭 필요한 시간이라고 여기기 때문이다.

2025년 열린 KMI 의료진 세미나는 '미래를 논하다'라는 주제 아래 외부 전문가 초청 강연, 주제 토론, 기술 교육 프로그램 등으로 진행했다. '검진 업그레이드를 위한 방향'이라는 기조 강연을 시작으로 소화기과와 영상의학과, 직업환경의학과, 통합진료과 등 4개 분과별로 진행된 세미나와 영상의학과, 통합 진료과 등 분과별 세미나를 진행하며, 의료진들의 노하우를 공유하고 애로점 등에 관해 토론을 했다.

의료진 학술대회에 참석한 의료진들은 '평소 다른 검진센터 의료진과 교류할 기회가 없었는데, 함께 강연을 듣고 소통할 수 있어서 좋았다', '현장에서 바로 활용할 수 있는 내용으로 구성되어 있어서 현업에 도움이 될 것 같다'라며 '검진을 하루 중단한 것이 아깝지 않을 정도로 의미 있는 시간이었다'라고 했다.

KMI한국의학연구소는 우리나라 건강검진의 역사라는 자부심으로 의료진의 전문성과 책임감을 높일 수 있는 의료진 학술대회를 지속해 '건강을 지킴으로써 세상을 이롭게' 하는 한국의학연구소의 정신인 '보건이세'를 널리 실천할 수 있도록 최선을 다할 것이다.

PART 4

건강검진 체계 고도화

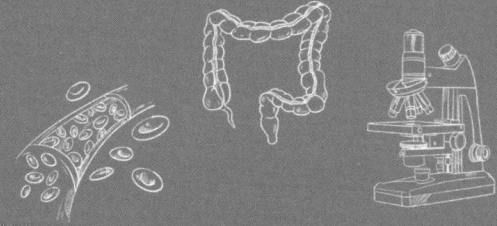

1. KMI의 심장, 중앙분석센터

2. 스마트 검진 시스템 구축

K-Medical Check-up, KMI

1

KMI의 심장, 중앙분석센터

쉼 없이 박동하는 KMI 산실

건강검진을 받는 사람 중에는 이런 궁금증을 갖는 경우가 많다. 혈액을 여러 개의 다른 색 튜브에 나누어 담는 이유는 무엇일까. 채혈실을 나선 후 검체는 어디로 가서 어떤 과정을 거치는 것일까. 며칠 후 전달되는 검사 결과는 어떻게 만들어지는 것일까. 채혈실에서 시작된 검체가 검사 결과지로 완성되기까지의 과정은 복잡하다. 검체 접수와 분류, 전처리와 분석, 판독과 검증을 거쳐 최종 결과가 만들어진다. 이 모든 과정이 정확하고 신속하게 이루어져야 신뢰할 수 있는 검사 결과가 나온다.

KMI한국의학연구소 중앙분석센터는 이 과정에서 중추적 역할을 담당한다. 매일 수많은 검체를 체계적으로 분석하며,

검체에 담긴 생체 정보를 정밀하게 측정하여 임상 데이터로 변환한다.

중앙분석센터의 역할은 건강검진의 신뢰성을 좌우하는 핵심 요소다. 검체 분석 과정에서 발생할 수 있는 오차가 발생하지 않도록 하고, 일관된 품질의 검사 결과를 제공하는 것이다.

혈액 속에는 건강 상태를 나타내는 수많은 지표가 포함되어 있어서 혈액검사를 통해 다양한 질환을 조기에 발견할 수 있다. 혈당 수치를 분석해 당뇨병 여부를 확인하고, 간 기능 검사(AST, ALT, γ-GTP)로 간질환 유무를 판명한다. 신장 기능 검사(BUN, Creatinine)로는 신장 건강을 체크할 수 있고, 지질 검사로 고지혈증, 심혈관 질환 위험도를 분석할 수 있다. 빈혈 검사(Hb, RBC 등)로 빈혈 여부 확인, 염증 수치(CRP 등) 분석으로 전신 염증 또는 감염 여부를 확인할 수 있다.

이러한 중요성을 인식하고 1985년 한국의학연구소가 출범하면서 중앙분석센터도 함께 시작되었다. 당시 대부분의 의료 기관이 검사를 외부에 맡기거나 최소한의 장비만 갖추고 있던 상황에서, 정확한 조기 진단을 위해 자체적으로 분석 시설을 구축했다. 초기 중앙분석센터가 보유한 장비들은 국내에서는 처음 시도되는 방식이었다. 미국에서 들여온 생화학 자동 분석기(Parallel), 혈액 자동 분석기(Coulter Counter), 분석용 컴퓨터(MARK IX) 등을 통해 혈액으로 신체의 주요 기능을 검사할 수 있었다. 간염, 당뇨, 췌장염, 고혈압, 동맥경화, 관절염, 심근경색증은 물론 간, 심장, 신장, 췌장, 부갑상샘 등 53가지 질환을 분석할 수 있었다. 결과는 24시간 이내에 제공할 수 있었다.

1986년 대한임상정도관리협회(현재 대한진단검사정도관리협회)에 가입하고 수탁 검사 실시기관 인증(임상병리/해부병리검사)을 받았다. 현재는 진단검사의학·병리학 분야 우수검사실 인증을 받아 운영하고 있다.

하지만 초창기 장비는 분석 과정에만 특화되어 있었다. 본격적인 검사에 앞서 거쳐야 하는 전처리 단계들은 모두 수작업으로 진행되었다. 검체가 채취되면 담당 직원이 각 검체에 분주 번호(시리얼)를 부여하고 검사지에 수기로 기록하였으며, 샘플 준비와 배분 작업도 사람에 의해 처리되었다. 자동화 장비가 없는 일부 항목의 경우 시약과 검체를 시험관에 혼합한 후 수동 반응 과정을 거쳐 결과를 판독하였다. 검사 결과도 육안으로 확인해 직접 입력해야 했다. 당일 들어온 수백, 수천 개의 검체가 모두 처리될 때까지 수작업을 반복하는 것이 일상이었다. 직원들은 쉴 틈 없이 움직였고, 오류를 줄이기 위해 같은 검체를 여러 명이 함께 재확인 절차를 거쳤다.

수작업에서 자동화 시스템으로 대전환

KMI한국의학연구소는 중앙분석센터에 바코드 시스템을 도입했다. 일일이 분류하고 수기로 작성하던 작업이 바코드 스캔으로 해결되었다.

하지만 여전히 많은 부분에서 수작업이 필요했다. 응급 검체인지 특수 검체인지 선별하는 것, 혈액 뚜껑을 여는 것도 사람의 손을 거쳐야 했다. 바코드 시스템 도입은 혈액 분석 자동화를 위한 출발점이었다. 검진 수량이 매년 급증하면서 중앙분석센터에도 변화가 필요했다. 2010년 생화학 장비와 면역 장비를 연결한 반자동화 시스템을 도입했다. 투입 인력을 줄이고, 검사 속도와 정확도를 높일 수 있을 것으로 기대했다.

하지만 결과는 예상과 달랐다. 반자동 시스템은 튜브 등 소모품 사용량이 오히려 증가하였고 검사 속도도 기대에 미치지 못했다. 수작업으로 검사를 진행할 때는 저녁이면 업무를 마칠 수 있었다. 그런데 반자동 시스템 도입 후에는 오히려 훨씬 늦은 새벽까지 업무가 이어지는 경우가 많아졌다.

근무 시간이 늘어난 원인은 간단했다. 예전에는 면역학과 혈액학, 생화학 파트 검사를 각각 진행했는데, 하나의 라인으로 통합되면서 시약 교체 시 모든 라인의 가동이 중단해야 했기 때문이다. 단일 장비로 검사할 때보다 처리 시간이 더 길어져 효율성이 떨어졌다. 공급업체와 함께 문제 해결 방안을 모색했으나 적절한 대안을 찾지 못했다. 결국 생화학 장비와 면역 장비를 다시 분리하여 운영하게 되었다.

첫 번째 시도는 아쉽게도 미완성으로 끝났지만 포기할 수 없는 일이었다. 기존 수작업 검사 방식이 갖고 있던 처리 속도와 업무 효율성의 한계를 더 이상 그대로 둘 수 없었다. 무엇보다 미래 의료데이터 연계를 위해 검사 시스템도 자동화가 필요하다고 판단했다.

KMI는 시스템 개선의 실패를 교훈 삼아 지속적으로 자동화 방안을 준비해 왔다. 기술 발전과 함께 더 안정적인 시스템 구축이 가능해지면서 2024년 중앙분석센터 자동화 시스템 구축에 성공했다. 중앙분석센터 자동화 시스템(TLA, Total Laboratory Automation System)은 검체 전처리부터 분석 결과 보고까지 전 과정을 자동으로 처리한다. 업무 정확성과 효율성은 기대했던 것보다 훨씬 더 높아졌으며, 검사 결과는 더 빨리 제공할 수 있게 되었다.

자동화를 위해 도입한 장비는 독일 지멘스 헬시니어스의 최첨단 TLA시스템인 앱티오 오토메이션(Aptio Automation: 전처리 모듈·후처리 모듈)이었다. 체외진단 면역 발광 측정 장치 아텔리카 솔루션(Atellica Solution) IM1600Analyzer도 도입했다. '다중 카메라 비전시스템'은 360도 이미지 촬영으로

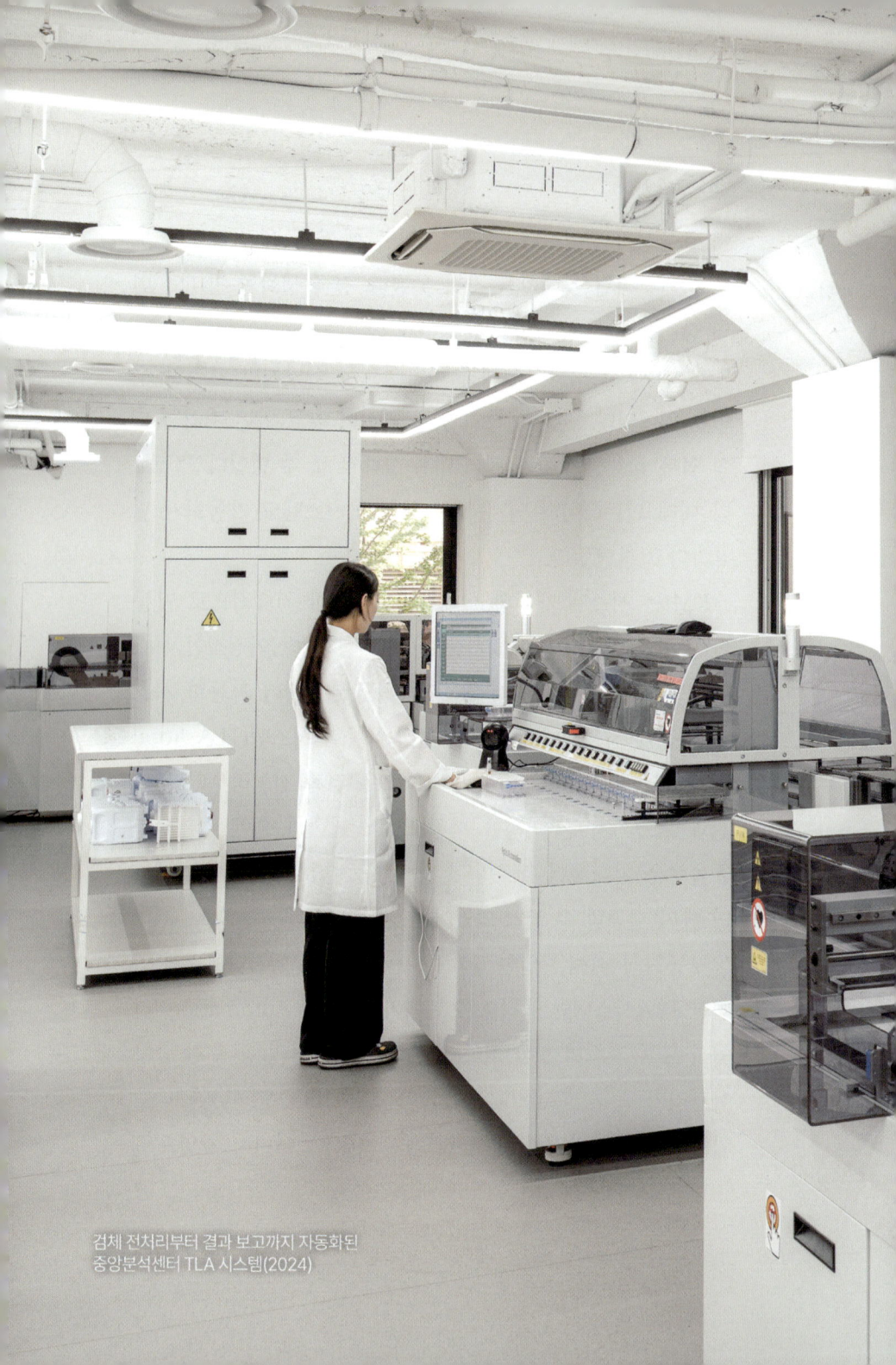

검체 전처리부터 결과 보고까지 자동화된
중앙분석센터 TLA 시스템(2024)

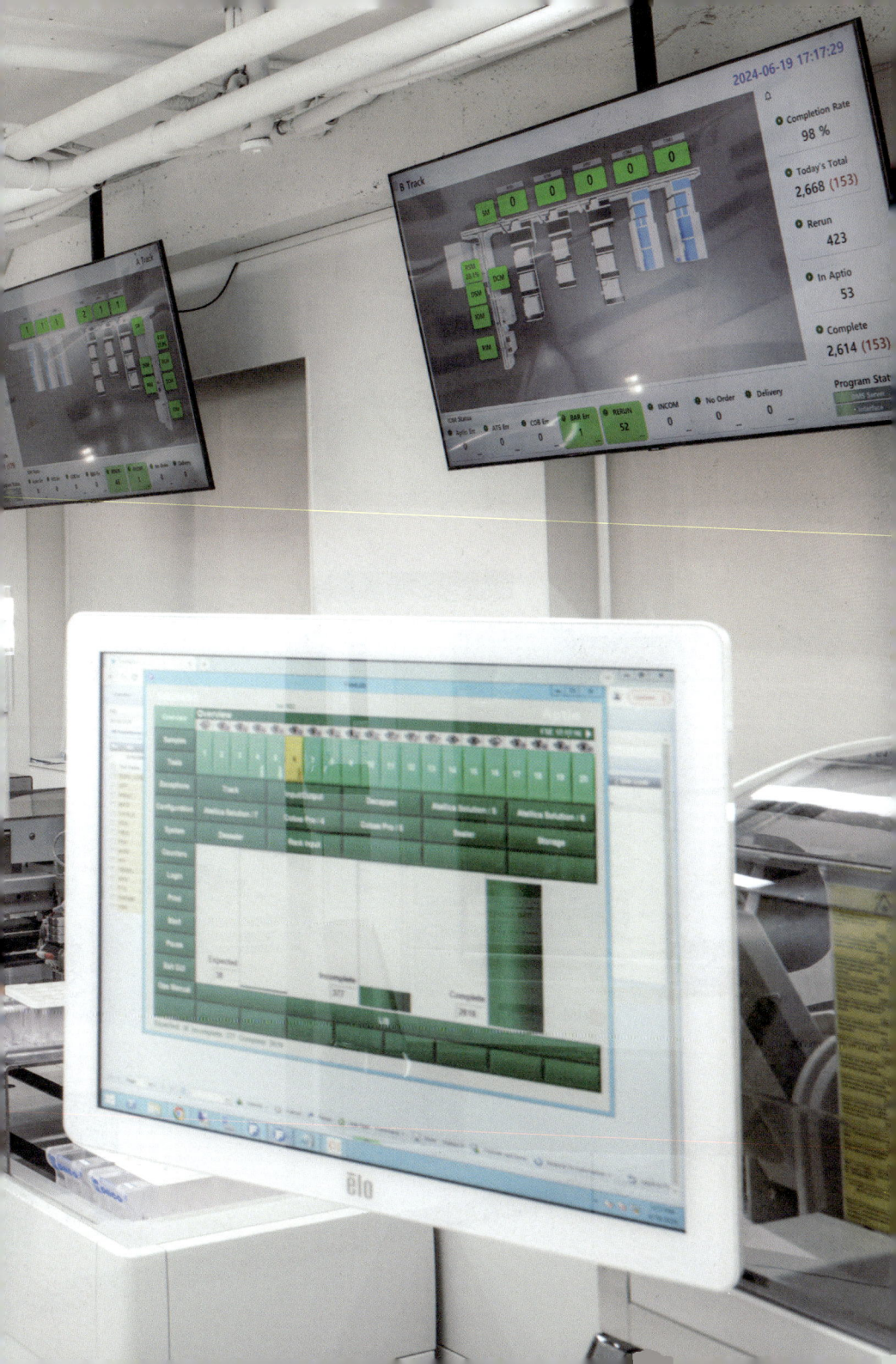

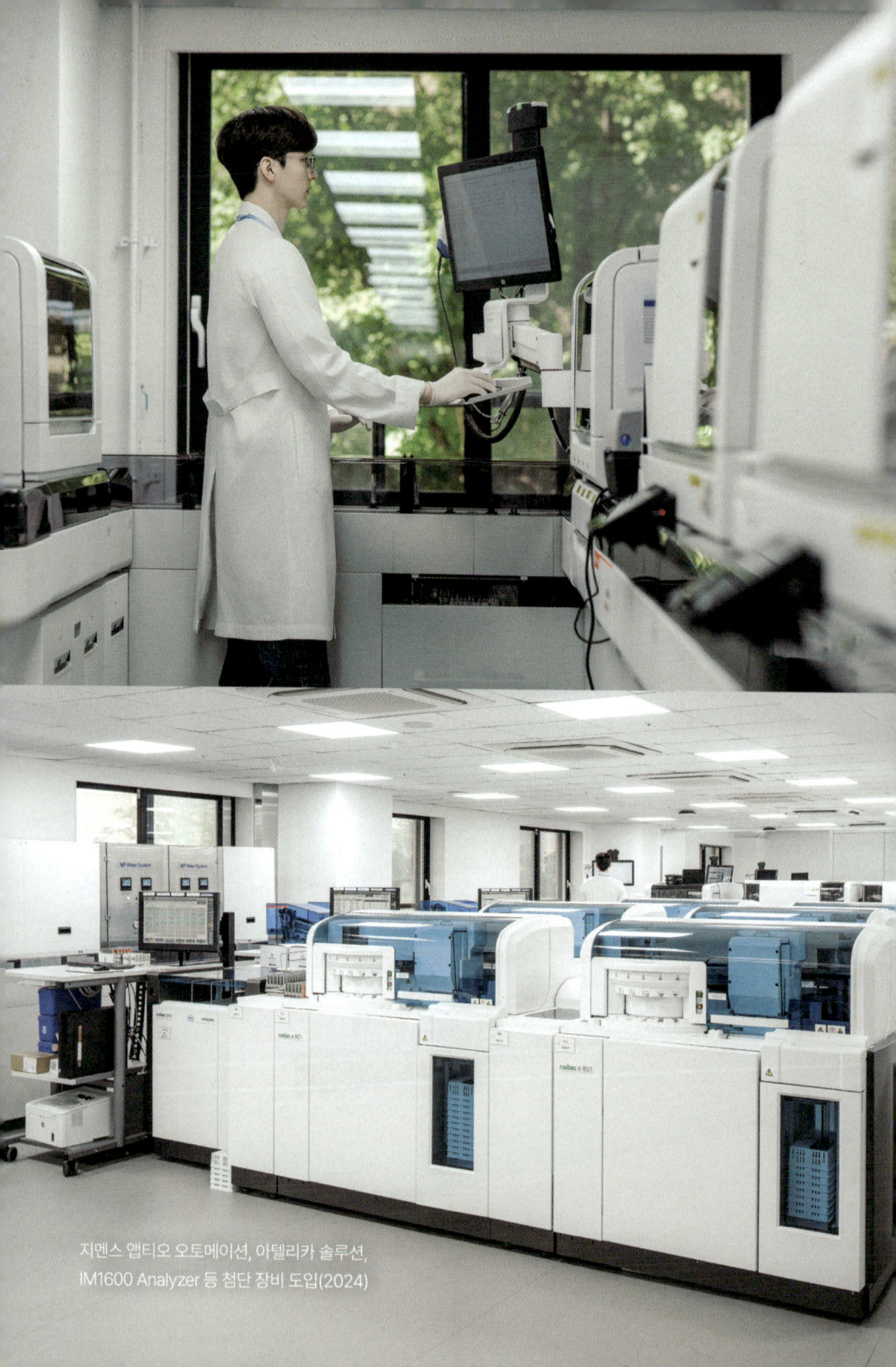

지멘스 앱티오 오토메이션, 아텔리카 솔루션,
IM1600 Analyzer 등 첨단 장비 도입(2024)

바코드 정렬 없이 샘플 정보를 파악할 수 있게 했다. 자기부상 트랙을 이용해 검체를 옮기는 시스템은 검사 시간을 단축했을 뿐 아니라 검체 취급상의 오염 가능성도 낮췄다. 검사가 끝난 검체는 자동으로 냉장 시설로 옮겨지고, 재검사가 필요한 상황이 발생하면 자동으로 꺼내 재검할 수 있다. 재검이 필요하지 않으면 5일 보관 후 자동 폐기된다. 검체를 시스템에 올리기만 하면 사람이 더 이상 손댈 필요가 없게 되었다.

KMI 중앙분석센터에는 진단검사의학 전문의와 병리과 전문의가 상주하고 있으며, 자동화된 장비와 전산 시스템을 통해 검사와 결과를 제공하고 있다. 검체 분석은 표준화된 절차를 거친다. 채취가 끝난 검체는 접수 및 분류 과정을 거친 후, 원심분리기를 사용한 전처리와 분리 단계를 거친다. 각 검사 항목별로 자동 분석 장비와 반응시킨 후, 임상병리사와 임상의가 판독 및 검증한다. 모든 결과는 전산망으로 통합되어 결과지로 작성된다.

온도 관리도 중요한 요소다. 검체 운송 중 온도 변화는 검사 결과에 영향을 미칠 수 있다. 2~8°C로 냉장 유지하지 않으면 김시 값이 변진될 수 있어, 전국센터의 운송은 전문 운송업체를 통해 안전하게 관리 이동되고 있다.

TLA 도입은 중앙분석센터 운영에 상당한 변화를 가져왔다. 전문 의료진은 본연의 업무인 결과 분석에 집중할 수 있게 되었다. 단순노동에서 벗어나 검사 품질관리에 더 많은 역량을 투입할 수 있게 되었고, 우수검사실 인증을 지속적으로 유지하고 있다. 검사 정확성도 개선되었다. 분석 과정 표준화와 품질관리 강화, 장비 도입, 전문 인력 집중, 신속한 프로세스 등이 복합적으로 작용했다. 자체 중앙분석센터를 보유함으로써 검체 이동 과정을 최소화해 변질이나 오염 가능성을 줄였고, 채취 후 신속한 분석이 가능해졌다.

KMI 중앙분석센터 자동화의 목적은 검사의 질 향상과 이를 통한 신뢰성 확보다. 자동화 시스템 도입으로 전문 인력이 본연의 역할을 수행할 수 있는 토대가 마련되었다. 앞으로도 차세대 기술 도입과 품질 표준에 맞춰 나가며, 국민 건강을 지키는 역할을 이어갈 것이다. 기술은 발전하고 장비는 달라지지만, 정확한 검사 결과를 통해 수검자의 건강을 지키겠다는 마음만큼은 처음과 다르지 않다.

최첨단 디지털 병리 시스템 가동

KMI 중앙분석센터 병리팀은 건강검진에서 발견된 이상 소견을 최종 판정하는 곳이다. 진단검사의학팀이 다양한 검체를 정밀 검사하여 질환의 위험 요인과 가능성을 제시한다면, 병리팀은 조직검사와 세포 검사를 거쳐 이를 확정하는 역할을 맡는다. 암을 비롯한 염증, 감염 등 다양한 질환을 감별하고 양성과 악성을 판별한다.

조직병리검사에서는 내시경으로 채취한 조직을 H&E 염색, 특수염색, 면역 조직화학염색 등 다양한 염색 기법을 적용한 후 현미경으로 관찰해 암, 염증, 감염성 질환 등을 판별한다. 이와 함께 세포병리검사는 자궁경부세포도말검사를 비롯해 각종 체액 검사, 갑상샘·유방의 세침흡인검사 등을 현미경으로 세밀하게 관찰한다. 이를 통해 암의 조기 발견과 감염성 질환의 확인, 양성과 악성의 정확한 판별이 이루어진다.

조직 샘플이 최종 판정에 이르는 과정은 몇 단계를 거친다. 채취된 조직에 일련번호가 부여되고 환자 정보와 함께 기록된다. 병리 전문의가 조직의 크기와 색, 병변 위치 등을 육안으로 확인하고 절단한다. 이후 고정·탈수·투명화·파라핀 침투 등 일련의 처리 과정을 거쳐 파라핀 블록 조직을 만든다. 이를 3~5㎛의 극히 얇은 두께로 절편하여 유리 슬라이드에 올리고, 염색 과정을 통해 병변과 정상 조직을 구분할 수 있도록 한다. 최종적으로 병리 전문의가 현미경으로 정밀 관찰하여 판정을 내린다.

지난 40여 년간 한국의학연구소의 병리팀 업무는 온전히

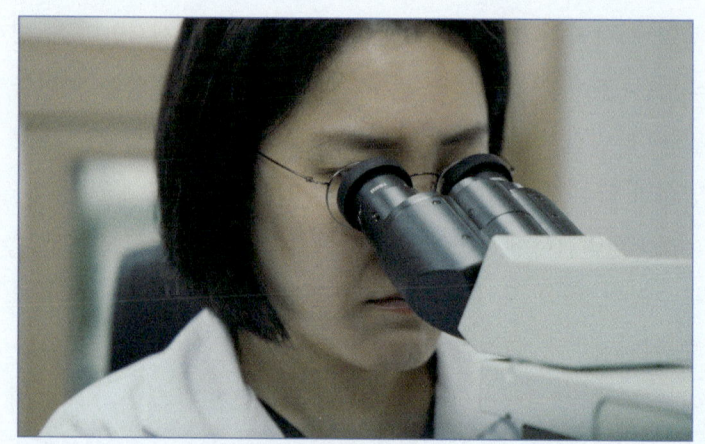

과거, 현미경으로 분석하던 병리시스템(2024)

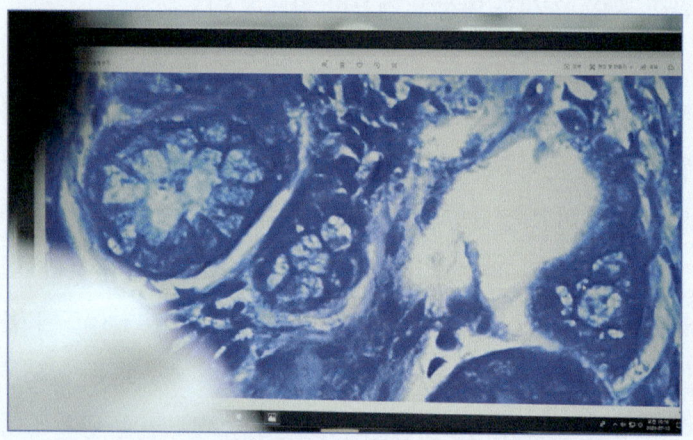

현재, 초고화질 디지털 영상으로 변환·분석하는 디지털 병리시스템(2025)

사람의 손과 눈에 의존했다. 병리사들은 하루 종일 현미경에 눈을 대고 슬라이드를 살피다 보니 어깨와 목, 손목의 만성적 피로는 피할 수 없는 직업적 고충이었다. 슬라이드 제작부터 분류, 판독, 정리, 보관까지 모든 과정이 수작업으로 이루어졌고, 슬라이드의 변색이나 손상을 방지하기 위해 항상 세심한 주의가 필요했다. 이렇게 완성된 조직 슬라이드는 5년간 안전하게 보관해야 했기에, 충분한 물리적 공간이 필요했다. 특히 대학병원으로 전원 되는 수검자들의 경우 슬라이드를 직접 운반하는 과정에서 분실이나 파손 위험이 우려되었다.

이러한 아날로그 방식에서 벗어나 병리 조직 분석의 정확도와 효율성을 높이기 위해 KMI한국의학연구소는 2025년 4월 최첨단 디지털 병리 시스템을 도입했다. 기존에 현미경으로 검사하던 병리 조직 슬라이드를 초고화질 이미지로 변환해 디지털화했다. 전용 스캐너를 통해 병리 슬라이드를 고해상도 디지털 영상으로 바꿔 분석과 보관, 공유에 활용할 수 있게 되었다.

전통적인 현미경 검사 대신 전용 스캐너를 통해 고해상도 모니터에서 자유롭게 확대하고 분석할 수 있게 되면서 업무의 효율성이 크게 개선되었다. 오랜 시간 현미경에 의손해 온 검사 과정에서 병리의사들이 겪어온 어깨, 손목, 목의 신체적 부담도 상당히 줄어들었다.

디지털 슬라이드는 전산 시스템을 통해 자동 분류·보관할 수 있게 되면서 물리적 보관 공간에 대한 부담을 크게 줄였고, 파일 형태로 저장되어 파손이나 분실 걱정 없이 안전하게 관리할 수 있게 되었다. 디지털 병리 검사 결과는 다른 검사와 전원 등에서 다양하게 활용할 수 있다. 대학병원에 전원되는 환자는 편리하게 USB에 디지털 슬라이드를 담아가면 된다. 수검자가 USB를 분실하더라도 복사본을 통해 다시 제공할 수 있다.

　디지털 병리 시스템의 도입은 업무 환경 개선과 함께 수검자 편의성도 향상시켰다. 다른 진단 결과와 함께 활용할 수 있게 되면서 전문적인 협진 시에도 큰 도움이 되고 있다.

　KMI 병리팀은 1986년부터 대한병리학회 인증을 받아 40여 년간 꾸준히 전문 인력을 확충해 왔다. 디지털 병리 시스템 도입은 중앙분석센터가 걸어온 발전 과정의 한 걸음이었다. 한국의학연구소는 디지털 기반의 진단 역량을 바탕으로 검사의 정밀성과 업무의 효율성, 그리고 환자 편의성 개선을 중심으로 진단 환경을 더욱 발전시켜 나가고 있다.

K-Medical
Check-up, KMI

2

스마트 검진 시스템 구축

KICS가 여는 새로운 건강검진 시스템

KMI한국의학연구소는 변화하는 환경에 맞는 건강검진 플랫폼 개발의 필요성을 절감하고 있었다. 차세대 건강검진 플랫폼 개발은 대형병원들도 신중하게 접근할 정도로 상당한 자금과 자원을 필요로 하는 사업이었다. 한국의학연구소는 기관의 비전 실현을 위해 반드시 필요한 시스템이라고 판단하고 과감한 투자를 결단했다.

KMI는 2019년 '전산 고도화 추진단'을 발족했다. 차세대 건강검진시스템 구축을 전담하는 조직이었다. '전산 고도화 추진단'은 부서별 대표 책임자를 선발했다. 책임자들은 신개념 시스템에 입력할 기준자료를 준비하기 위해 부서 직원들과 머리를 맞댔다. 한국의학연구소가 고객에게 제공하는 가장 기

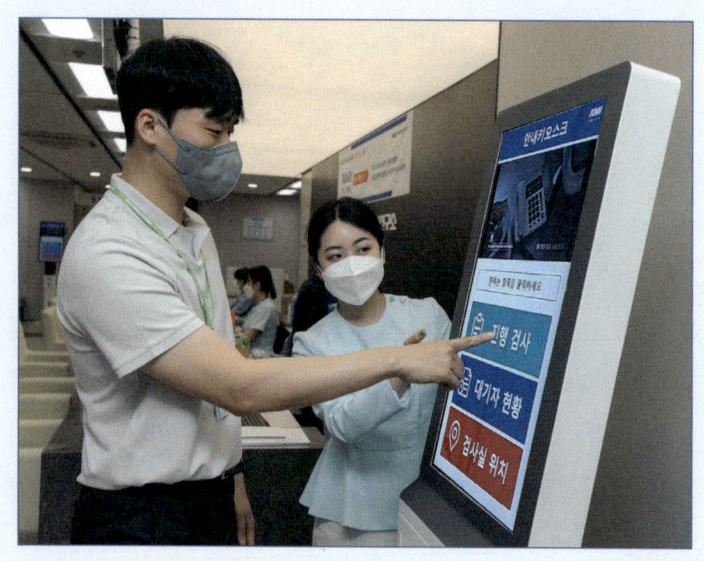

광화문 검진센터 구축을 시작으로 전국 검진센터로 확산된 KICS(지능형 건강검진 시스템) (2021)

본적인 서비스부터 차근차근 분석하기 시작했다. 개선해야 할 프로세스와 새롭게 구축해야 할 프로세스를 면밀히 구분해 갔다. 이를 토대로 더욱더 효율적이고 정확한 검진 서비스를 제공할 수 있는 시스템을 설계하고자 했다. 설계 과정에서 차세대 건강검진시스템이 추구해야 할 네 가지 목표가 정해졌다.

첫 번째는 전국 8개 검진센터와 중앙분석센터, 중앙의료정보센터, 직업환경의학센터, 경영지원본부 등 재단 내 모든 조직의 IT 프로세스를 통합하고 표준화하는 것이었다. 두 번째는 건강검진 수검 동선을 최소화하여 신속하게 검사를 마쳐 수검자에게 편리한 건강검진 경험을 제공하는 것이었다. 세 번째는 수작업의 완전한 제거였다. 건강검진센터에서 사용되는 의료 장비는 철저한 검증 절차를 거쳐 인증을 받은 정밀한 장비들이었다. 안전성과 신뢰성을 우선시하다 보니 아날로그 장비가 많이 활용되고 있었는데, 이들 장비에서 나오는 검사 결과를 수작업으로 시스템에 입력하는 과정을 최소화하고자 했다. 네 번째는 정보의 디지털화였다. 발생하는 모든 정보를 디지털 데이터로 전환하여 가치를 부여해 데이터 레이크(Data Lake)를 만들면 의학 발전에 기여할 수 있으리라 판단했다.

각 부서 대표 책임자들을 통해 일선 현장의 의견을 수렴하며 토론과 공청회를 지속했다. 기관의 방향성과 실무자들의 현실적 요구가 최대한 반영된 차세대 건강검진시스템을 만들어가고자 했다. 14개월에 걸친 노력 끝에 최고 수준의 차세대 건강검진 플랫폼 구축을 위한 마스터플랜이 완성되었다.

2019년 6월 3일부터 8월 2일까지 전체 과정의 제1단계인 정보화전략계획 수립이 이루어졌다. 같은 해 9월 30일부터 11월 29일까지 제2단계 시스템 분석 및 설계가 완료되었다. 2020년 4월 협력회사를 선정하고 본격적인 시스템 개발에 착수했다.

2021년 2월 15일 광화문 검진센터에서 차세대 건강검진시스템이 처음으로 구축되었다. 같은 해 4월 5일 여의도, 수원, 대구 검진센터에서 시스템이 도입된 데 이어 4월 12일 강남, 부산, 광주 검진센터까지 순차적으로 시스템 운영이 시작되었다. 새로 구축된 시스템은 KICS로 명명되었다. KMI 지능형 건강검진시스템을 뜻하는 명칭이었다. KICS는 KMI한국의학연구소의 대표 업무 프로세스를 7개 영역으로 구분하고 각각의 영역에서 필요한 요소를 체계적으로 반영했다.

KICS는 6개 통합검진 프로세스인 KICS-EMR, KICS-CHECKUP, KICS-PACS, KICS-MOBILE, KICS-FOCUS와 IT 인프라로 구성되었다. 건강검진 프로세스를 모듈화하여 자유자재로 필요한 기능만 선택해서 사용할 수 있도록 했다. 클라우드 서비스를 통한 웹 기반 플랫폼으로 만들어져 개인 컴퓨터에 설치하지 않아도 언제나 쉽게 접근할 수 있는 환경을 제공했다.

디지털라이제이션(Digitalization)의 두 번째 단계로 RPA를 활용한 업무 자동화가 추진되었다. 이 과정에서 AI 활용 기술을 보유하고 있는 기업들과의 협업 시스템도 갖추었다.

KICS 구축은 환경 측면에서도 큰 의미가 있다. 연간 약 1,000만 장에 달했던 종이 소비량이 제로 베이스 수준으로 감소했다. 종이를 만들기 위해 매년 베어지던 수많은 나무를 살려 그만큼 탄소 배출량 감소 효과를 거두어 ESG 경영 환경을 만들었다.

KMI는 KT, 롯데이노베이트 등 IT 기업과 협력하여 시스템을 구축했다. KT Cloud를 통해 고객의 개인정보와 데이터를 안전하게 보관할 수 있도록 했다. IDC코로케이션서비스에 관리를 위탁하여 전용 회선, 장비 호스팅의 효율적 관리를 위해 KT '기가오피스'와 '기업 인터넷전화' 및 비상시 SKT, LG유플러스 등과 이중화 네트워크를 구축하여 검진업무에 필요한 ICT 환경을 안정화했다.

KICS는 7개 영역에서 paper-less, film-less, wait-less 서비스 환경을 구현했다. 변화하는 건강검진 환경에 대응하기 위한 KMI한국의학연구소의 지속적인 노력이 디지털 변화보의 결실을 맺은 것이었다.

KICS, 무엇을 바꿨나?

KICS-EMR(Electronic Medical Record)
자체 전자의무기록 시스템인 KICS-EMR은 건강검진에 최적화된 프로그램이다. 건강검진과 외래진료 통합 관리가 가능해져 원스톱 검진 서비스 환경을 제공한다. 이로써 예약부터 건강검진, 처방, 사후관리까지 체계적인 운영이 가능해졌다.

KICS-CHECKUP
KICS-CHECKUP은 검진 결과 프로세스를 자동화하여 관리하는 시스템이다. 이로써 일반검진, 종합검진, 특수검진 및 출장검진 등 다양한 건강검진 서비스를 원활하게 진행할 수 있게 되었다.

KICS-PACS
(Picture Archiving and Communication System)
KICS-PACS는 의료정보시스템 기능 중 검사 분야를 자동화하여 관리하는 솔루션으로 의학용 영상정보를 저장하고 판독하고 검색할 수 있는 기능을 갖추고 있다. 그리고 시스템 이중화 구성으로 장애가 발생해도 신속한 복구가 가능하다. 의료 장비에서 촬영한 정보는 데이터베이스에 자동 저장된다. 의료진은 PC, 노트북, 태블릿PC, 스마트폰 등 다양한 디바이스에서 접속해 영상을 확인할 수 있다. 또한 한국의학연구소 8개 검진센터에서 동시 판독이 가능해 진료 시간 단축과 신속한 후속 조치, 필름 분실로 인한 데이터 손실 방지, 철저한 정도관리까지 활용성이 높다.

KICS-PORTAL/MOBILE(MOB/SALES)
KICS-PORTAL/MOBILE 구축으로 홈페이지는 물론이고 모바일을 통해 다양한 업무를 지원하는 기능을 갖춰 고객 편의성과 직원들의 업무 효율성을 높였다. 검진 고객은 온라인으로 간편하게 예약할 수 있고 검진센터 방문 전에 스마트폰과 PC를 이용해 전자문진표를 미리 작성할 수 있다. 홈페이지와 모바일로 결과 조회 서비스에 접속하면 언제 어디서나 검사 결과를 손쉽게 확인할 수 있다. 또한 검진확인서, 진료비 세부 내역서, 영수증 등의 전자 증명서를 비대면 시스템으로 발급한다. KMI 직원들은 시간과 장소에 구애받지 않고 검진 고객 관리와 견적서 관리 및 검진 사업장 관리까지 업무를 처리할 수 있다.

KICS-CDIS
(Clinical Device Information System)

검사장비 통합 관리 정보시스템인 KICS-CDIS는 수작업으로 관리하던 검사 결과를 장비에서 직접 KICS-EMR과 KICS-CHECKUP으로 즉시 전송하게 해주었다. 차트 분류와 이중으로 진행했던 수작업 입력 과정이 없어지면서 검사 결과 신뢰도까지 높아지는 일석삼조의 효능을 보여주고 있다.

KICS-FOCUS
(Flow Optimization Customer Utility System)

KICS-FOCUS 도입으로 PC, 태블릿, 스마트폰 등 각종 디바이스에서 검사실 대기 현황과 수검자 검사 현황을 조회할 수 있게 되었다. 또한 고객 동선 관리와 검사 대기시간을 줄여 수검자와 직원 모두 만족할 수 있는 신속한 검사가 이루어지고 있다.

IT 인프라

스마트 IT 인프라 확보를 위해 APM/SMS/NMS, DBMS, 서버, 스토리지, 보안 장비, 네트워크, 무중단시스템 등을 도입해 효율성을 높였다. KMI 전용 네트워크 인프라와 최신 기술로 구성된 KICS-CLOUD는 분산된 인프라 자원을 통합해 효율적이고 안정적으로 자원을 관리할 수 있게 해주었다.

건강검진기관 최초 정보보호관리체계(ISMS) 인증

　인터넷이 일상 깊숙이 자리하면서 현대인의 삶은 네트워크와 분리되기 어려워졌다. 휴대폰을 켜는 순간 모바일 네트워크에 접속되고, 이후 지속적으로 네트워크와 연결된 상태가 유지된다. 편리함과 함께 새로운 위험도 나타났다.
　네트워크 환경에서 개인정보가 유출되면 금융사기, 명의도용, 기업 기밀 유출 등 광범위한 피해가 발생할 수 있다. 특히 의료정보는 더욱 민감한 성격을 지니고 있었다.
　정부는 2001년 정보통신망법 제47조를 근거로 ISMS 정보보호관리체계(Information Security Management System) 인증 제도를 도입해 기업의 정보보호 체계가 법적 기준에 부합하는지 평가하고 있다. 2018년부터는 ISMS-P로 통합해 정보보호와 개인정보보호 영역을 동시에 평가하고 있다.
　일정 규모 이상의 기업과 기관에는 ISMS 인증이 의무화되었다. 인터넷서비스사업자, 데이터센터, 대규모 기업, 상급종합병원, 대형 교육기관 등이 대상에 해당했다.
　KMI한국의학연구소는 2025년 1월 건강검진기관으로는 처음으로 한국인터넷진흥원의 정보보호관리체계 인증을 받았다. 약 1년간의 준비 기간을 거쳤다. 관리 체계 수립 및 운영 항목 16개, 보호 대책 요구사항 64개 등 총 80개 항목에 대한 심사를 통과했다.

인증 범위는 KMI 사체 건강검진시스템인 KICS와 홈페이지 서비스 운영 부문이다. 인증 유효기간은 3년이다.

ISMS 인증은 조직 전반에 체계적인 보호조치를 요구한다. 개인정보를 다루는 직원과 시스템의 접근 권한을 엄격히 관리하고 필요한 범위로 제한한다. 데이터베이스와 전송 구간의 정보는 암호화되고, 해킹과 바이러스 차단을 위한 보안 솔루션이 적용된다.

정기적인 보안 점검과 내부 감사, 개인정보 처리자 교육이 실시된다. 사고 발생 시 신속한 대응을 위한 절차와 체계를 갖추고, 시스템 접근 기록 관리와 개인정보 보관 장소의 출입 통제 등 물리적 보호조치도 포함된다.

ISMS 인증을 받으며 한국의학연구소는 의료정보 보호 체계의 적정성을 공식 확인받았다. 건강검진기관으로는 최초로 인증받은 기관이었다.

최근 사회 전반에서 대규모 개인정보 유출 사고가 빈발하면서 정보보호에 대한 요구가 높아졌다. AI와 새로운 기술을 악용한 사이버 공격이 늘어나고, 관련 법령도 강화되어 모든 기관의 정보보호 의무가 커지고 있다.

ISMS 인증을 계기로 한국의학연구소는 고객 정보보호 역량을 한층 강화했다. 증가하는 사이버 위협에 효과적으로 대응할 수 있는 기반을 마련했다.

정보보호는 디지털 시대의 기본 과제다. 기술이 발전하는 만큼 의료정보를 지키려는 노력도 계속되어야 한다. 한국의학연구소는 그 책임을 다하기 위해 노력하고 있다.

의학연구의 든든한 기반 마련

KMI한국의학연구소는 설립 정관에 '의학 분야의 조사연구 사업'과 '의학 정보수집 및 질병 예방, 국민 건강 증진을 위한 계몽사업'을 목적사업으로 명시하고 있다. 설립 목적사업인 조사연구 분야에 대한 역할을 2000년 초부터 적극적으로 모색하기 시작했다. 대규모 검진 데이터를 보유한 기관으로써 다양한 연구자에게 기회를 제공하여 의학 발전에 기여하는 것이 적합한 방법이라는 판단에 이르렀다. 축적된 건강검진 데이터와 경험을 바탕으로 보건의료 분야 연구 역량 강화에 기여하고, 국민 건강 문제에 대한 해법을 제시하고자 했다.

KMI는 보건 의료분야의 기초연구 역량 강화를 목표로 공모 연구 지원 사업을 정기적으로 운영하고 있다. 매년 1회 엄격한 심사를 거쳐 과제를 선정하고 연구비를 지원한다. 건강검

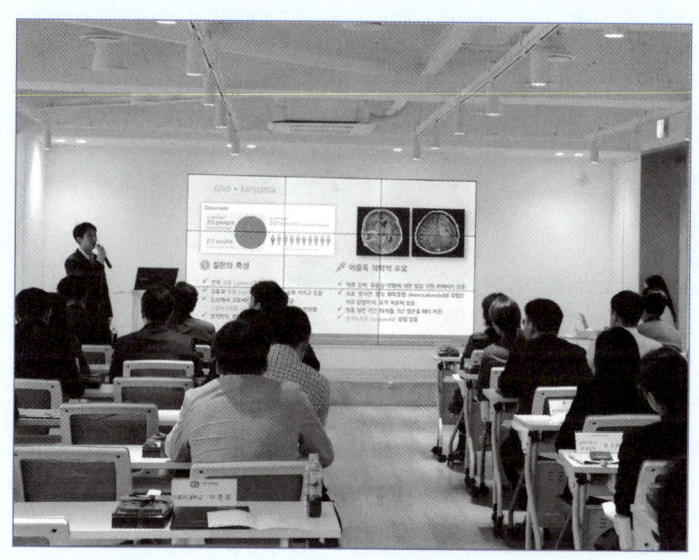

보건의료 기초연구 역량 강화를 위한 KMI 연구지원사업 발표(2024)

진 체계 및 품질 향상 연구, 질병의 조기 발견과 맞춤형 건강 관리를 위한 프로그램 개발 연구가 포함된다.

KMI 연구지원사업은 신진 연구자들에게 연구를 시작할 기회를, 경험 있는 연구자들에게는 연구를 지속할 기반을 제공한다. 심사를 거쳐 선정된 과제들은 의미 있는 연구 성과로 이어지고 있다. 이는 의학 연구의 저변을 넓히고 건전한 연구 환경을 조성하는 데 기여하는 일이었다.

연구지원과 함께 중요한 변화가 있었다. KICS 구축 이전에는 검진 데이터를 연구 목적으로 제공하는 과정이 복잡했다. 30년 이상 축적된 건강검진 데이터는 개인정보보호를 위한 작업을 거쳐야 했고, 데이터 분류 작업도 사람이 직접 해야 했다. 데이터 변수별 표준화와 분류, 개인정보 삭제 등의 과정을 사람이 직접 처리해야 했기 때문에 연구용 자료로 가공하는 데 많은 노력과 시간이 들었다.

KICS 구축 이후 상황이 크게 달라졌다. 전산화를 통해 빠르고 정확하고 안전한 정보를 제공할 수 있는 시스템이 마련되며, 연구진에게 더욱 신속하게 자료를 제공할 수 있게 되었다.

KMI는 연구지원 데이터 제공 시 개인정보보호법 등 관련 법령을 철저히 준수하고 있다. 이름, 주민등록번호, 연락처 등 직접 신원 확인이 가능한 정보는 익명화하여 외부에서는 재식별이 불가능하도록 처리된다. 연구자가 이용할 수 있는 데이터는 허가받은 목적과 범위 내에서만 폐쇄된 분석 환경에서 제한적으로 접근하도록 관리된다. 이러한 법적·기술적 조치를 통해 개인 식별할 수 없도록 처리된 데이터만이 공익적이고 학술적 목적의 연구에 활용되고 있다.

KMI한국의학연구소는 보건 의료분야의 연구과제 발굴과 연구 수행을 지원하고 있다. 산업 전반의 연구개발 활성화를 목적으로 한 공동연구과제도 지원한다.

이러한 연구지원 활동의 효율성을 높이기 위해 KMI한국의학연구소는 2025년 9월 1일 연구지원시스템(KRIS, KMI Research Information System)을 정식 오픈했다. 건강검진기관으로는 최초로 도입된 시스템이었다.

KRIS 구축 배경에는 기존 연구지원 업무의 한계가 있었다. 연구지원사업 공고부터 과제 신청, 협약, 연구 성과 관리까지의 전 과정이 개별적으로 이루어져 관리의 어려움이 있었다. 연구자와 관리자 모두에게 번거로운 절차였고, 연구 관련 자료와 가이드라인이 분산되어 있어 접근성도 떨어졌다.

KRIS는 연구의 전 과정을 원스톱으로 지원하는 통합 플랫폼이다. 연구지원사업 공고 및 과제 신청의 온라인화, 연구성과 관리 및 통계 기능 제공, 연구 관련 자료 및 가이드라인 통합 열람 지원이 가능해졌다. 이를 통해 연구지원사업의 효율성과 투명성이 강화되었고, 대내외 연구기관과의 협력 확대도 기대되고 있다.

  KMI한국의학연구소는 오랜 기간 축적해온 전국 규모의 건강검진 데이터를 활용해 빅데이터 기반의 조기 질병 발견과 건강증진, 국민건강 지원 연구로 확장하고 있다.

  국내 심포시엄 개최와 학술대회 발표를 지원하고, 전문학술지 게재와 연구 보고서 발행 등 다양한 방면으로 활동하고 있다.

KMI 연구 지원 사례

연세대학교 보건대학원 역학건강증진학과
지선하 교수

연세대학교 보건대학원 역학건강증진학과 지선하 교수는 '정밀 의료'를 구현하는 근간인 '바이오뱅크' 구축에 매진해 왔다. 1997년 미국 존스 홉킨스 대학에서 박사후과정을 마친 후 귀국하여 보건대학원에서 근무를 시작하며 KMI한국의학연구소와 인연을 맺게 되었다. 지선하 교수는 역학 관련 연구에 힘을 쏟아 2005년 JAMA에 「Fasting serum Glucose Level and Cancer Risk in Korean Men and Women」 논문을 게재했다. 2007년 12월 과학기술부와 한국과학재단으로부터 '이달의 과학기술자상'을 수상하며 그 성과를 인정받았다.

서울시 연구과제를 받은 지선하 교수는 본격적인 혈액 샘플 확보에 돌입했다. 세브란스병원에서부터 혈액을 채취했지만 혈액 샘플이 쉽사리 수집되지 않았다. KMI를 다시 찾은 지선하 교수는 혈액샘플 수집에 대한 협력을 요청했다. 한국의학연구소는 연구의 취지에 공감해 적극적으로 협조했다.

지선하 교수는 당시를 회상했다. "이규장 이사장님께서 적극적으로 지원해 주셨습니다. 대규모 혈액샘플 수집 계획을 말씀드리니 한국의학연구소가 보유한 것이 바로 그런 데이터라며 협력을 약속해 주셨습니다. 처음에는 10만 명 정도를 목표로 했는데, 2007년부터 2008년 12월까지 불과 2년 만에 달성할 수 있었습니다. 2008년 12월 KMI에서의 수집을 마감한 후에도 관련 기관에서 꾸준히 샘플을 수집하여 2013년 12월까지 연구를 지속할 수 있었습니다."

KMI의 협력을 받은 지선하 교수는 2007년부터 2008년까지 불과 2년 만에 목표했던 10만 명의 혈액 샘플을 확보할 수 있었다. 이후 2013년까지 총 16만 명의 혈액·세포·조직·혈장·DNA·타액 등 각종 샘플로 대규모 바이오뱅크를 구축했다.

2009년 세계 금융위기로 연구를 후원하던 기업체가 경영난에 빠져 약속된 지원금을 지급하지 못하는 상황이 발생했다. 추가 지원금 없이는 연구가 중단될 수밖에 없는 절박한 상황에서 지선하 교수는 KMI한국의학연구소에 도움을 요청했다.

지선하 교수는 당시 상황을 회상했다. "연구 마지막 해를 앞두고 1억 원의 연구비가 부족한 절박한 상황이었습니다. 간절한 마음으로 한국의학연구소를 찾아가 사정을 말씀드리고 도움을 요청했습니다. 이사장님께서 연구의 중요성과 필요성을 검토하신 후 지원을 결정해 주셨습니다. KMI가 사회공헌 차원에서 진행하고 있던 연구 지원 사업의 일환으로 도움을 받을 수 있었고, 이를 통해 서울시 연구과제를 성공적으로 완료할 수 있었습니다."

지선하 교수는 2014년 KMI한국의학연구소와 연구목적사업 협약을 통해 '허벅지 둘레가 대사증후군에 미치는 영향' 연구를 시작으로 2017년부터 2021년까지 5차에 걸쳐 '국민 건강에 중대한 문제가 되는 대사증후군의 예방과 치료 기술개발 연구'를 수행했다. 방광암 발생과 재발 위험을 조기 진단하는 바이오마커와 조기 진단이 어려운 췌장암의 바이오마커 개발 연구도 함께 진행했다. 2023년부터는 '다중 오믹스 기술 기반 한국인 폐암 위험 진단 바이오마커 개발 연구'를 진행하고 있다.

KMI 연구 지원 사례

고려대학교 안산병원 가정의학과
김도훈 교수

고려대학교 안산병원 가정의학과 김도훈 교수는 환자를 진료하는 의사이면서 연구자로서 많은 연구 결과를 도출해 낸 인물이다. 2017년 6월 16일 종로구 에스타워에서 열린 '2017년 KMI한국의학연구소 연구지원사업 협약식'에서 9건의 연구과제 중 하나로 선정되었다.

김도훈 교수의 연구과제는 「국민건강보험공단 청구데이터를 이용한 고혈압 환자의 적정 조절 목표혈압 탐색 연구」였다. 2017년 7월 1일부터 2018년 10월 31일까지 수행된 이 연구는 국민건강보험공단 자료를 이용해 고령자의 혈압과 허혈성 뇌졸중, 심근경색 및 사망률 연관성을 밝히는 것이 목적이었다. 전 세계적으로 매년 940만여 명의 고혈압 합병증 사망자가 발생하는 상황에서 중년부터 고령에 이르는 환자들의 혈압 관리 효율을 높일 수 있는 중요한 연구과제였다.

김도훈 교수는 2019년에도 지원 사업에 선정되어 「한국 여성에서 주요 생애전환기(폐경 이행기) 건강행태 및 주요 질환 발병 및 이환율 변화와 관련 요인 분석 연구」 과제를 완수했다. 우리나라 여성의 폐경 전후 체질량지수와 허리둘레 등 주요 비만 지표에 따른 골절, 당뇨병, 만성 호흡기 질환 등의 발병률 변화를 연구해 생애전환기 여성의 건강 증진을 위한 보건정책의 과학적 기초자료를 제공했다. 2021년 연구지원사업에도 선정된 김도훈 교수는 「국내 결혼이주여성의 주요 건강 문제와 의료 서비스 이용 행태에 따른 주요 건강 예후 연구」를 수행했다. 안산 지역의 특성에 따라 의료사회학적 관점에서 다문화가정의 보건의료와 건강 형평성에 대한 관심으로 시작된 연구였다. 건강 취약계층에 대한 관심으로 시작했다는 점에서 KMI가 펼치는 사회공헌사업과 맥을 같이 했다.

김도훈 교수는 2022년에도 「소화성궤양 및 위식도 역류질환 환자에서 양성자펌프억제제 장기 사용 안정성 연구」로 과제 수행을 이어 나갔다. 김도훈 교수는 KMI의 연구지원사업이 신진 연구자들에게 중요한 계기를 제공하고 있다고 평가했다.

KMI 연구 지원 사례

가톨릭대학교 직업환경의학과
명준표 교수

가톨릭대학교 직업환경의학과 명준표 교수는 서울성모병원 직업환경의학 교실에서 직업성 및 환경성 호흡기 질환과 직업성 질환 사후관리에 대한 진료와 연구를 담당하고 있다. 2017년 연구지원사업에 선정된 명준표 교수는 「2014-2016(3개년) 한국의학연구소 야간작업 특수건강진단 시행결과 평가 및 사후관리 활용방안 개발」 연구과제를 수행했다.

직업병을 예방하고 노동자의 건강보호 및 증진을 위해 시행되는 특수건강진단은 우리나라 산업보건 발전과 함께 성장해온 역사를 갖고 있었다. 지속적으로 실행되어온 특수건강진단제도는 새로 등장하는 복합유해물질과 직업병에 대한 예방과 관리를 위해 진단 방법과 검증에 변화가 요구되고 있었다. 명준표 교수는 업무 특성상 야간작업이 포함되는 경우와 야간작업이 불규칙적으로 이루어지는 업무에 종사하는 노동자들을 대상으로 하는 특수건강검진에 주목했다. 수면장애와 심혈관 질환, 소화기질환 및 유방암 등의 질환을 대상으로 검사 항목을 도출해 조사를 실행했다.

전국에 건강검진센터 네트워크를 구축하고 있는 KMI는 특수건강진단과 여타 건강진단에서 국내 최대의 종합검진을 시행함으로써 상당한 데이터를 보유하고 있었다. 2014년부터 2016년까지 3년간 시행한 야간작업 특수건강진단의 유방 및 소화기질환 분신과 검사 결과는 지역별 대규모 진단 결과로써 대표성을 갖춘 자료였다. 빅데이터의 중요성이 대두되던 시기였고, 검진 결과가 OMR으로 정확하게 입력되어 완전하게 취합된 KMI의 자료는 연구에 적합한 조건을 갖추고 있었다.

2019년 6월 26일 서울에서 열린 '2019년도 KMI 연구지원 사업 협약식'에서 명준표 교수는 11건의 연구과제 중 하나로 다시 선정되었다. 「인공지능 CNN-RNN 기반 범용 Chest X-ray 판정 보조 기술개발 Pilot Study」였다. 기존 CT와 X-ray 촬영 결과의 판독문을 바탕으로 정확한 부위 식별 및 판정문 추출 기술개발을 목표로 했다.

ResNet50과 Faster R-CNN 등 딥러닝 분석 방법을 활용해 X-ray 이미지와 CT 진단을 매칭해 학습하는 모델을 개발하는 것이 연구 목적이었다. 영상 이미지 분석에 사용할 PC의 GPU가 1장에 800만 원에 달하는 고가의 장비들이 필요한 시점에 KMI 연구지원사업은 적절한 시기에 지원을 제공했다.

명준표 교수는 「3D 얼굴 스캔 기술을 활용한 마스크 크기 평가」로 2021년 연구지원사업 13건의 연구과제에 다시 선정되었다. 코로나19 팬데믹 당시 방역 마스크로 인한 이슈가 많이 발생했다. 2020년 2월 코로나19가 급속하게 확산하던 시기에는 마스크 공급이 사회 문제가 되어 정부 방침에 따라 배급을 받으며 위기를 넘겼다.

마스크 수급이 안정된 이후에는 마스크를 철저하게 사용했음에도 코로나에 감염되는 사례에 대한 감염자들의 의문이 이어졌다. 명준표 교수는 마스크와 착용자 얼굴 사이의 차이로 인해 방역 효과가 떨어지는 것에 착안해 연구과제를 수행했다. 얼굴을 스캔해서 마스크 스캔과 3D 측정으로 갭을 확인해 마스크 방역 효과를 조사하는 연구였다.

명준표 교수는 당시 연구 배경을 설명했다. "마스크를 잘 썼는데도 왜 코로나에 걸렸는지 궁금해하는 분들이 많았습니다. 마스크는 표준 사이즈로 제작되다 보니 개인 얼굴에 맞지 않는 경우가 많았습니다. 특히 소아용 마스크 개발 연구하면서 아이들에게 어른용 마스크를 씌우면 제대로 된 방역 효과를 얻을 수 없다는 것을 확인했습니다. 이런 문제를 해결하기 위해 3D 계측 장비가 필요했습니다. 얼굴 스캔하고 마스크를 착용한 상태에서 다시 스캔하여 3D 측정으로 갭을 확인하는 방식으로 연구를 진행했습니다. 마스크 착용 효과에 대한 예측도는 78% 정도까지 나왔습니다. 장기적으로는 개인이 사진을 찍으면 3D로 변환하여 얼굴 계측 후 적합한 마스크를 추천해 주는 애플리케이션 개발을 목표로 했습니다."

KMI한국의학연구소 연구지원사업은 연구 진행 과정에서 생기는 어려움을 극복하고 연구의 지속성을 이어가는 데 도움이 되고 있다. 40년 동안 축적해 온 데이터까지 함께 제공함으로써 연구자들이 연구 연속성을 이어가는 데 요긴한 역할을 담당하고 있다. 국민 건강 향상을 위한 연구가 이어질 수 있도록 지원하는 것, 그것이 KMI한국의학연구소가 걸어가는 길이다.

PART 5

세상을 돌보고 사람을 품다

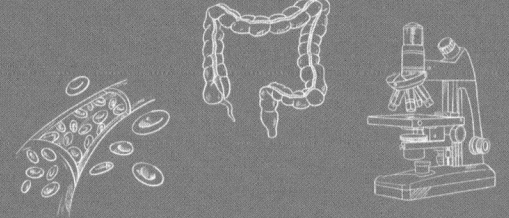

1. 세상을 돌보다

2. 일터를 넘은 가족, 사람을 품다

3. 건강지킴이, KMI 검진센터의 일상

K-Medical Check-up, KMI

1

세상을 돌보다

모두가 건강한 삶을 살아가길 바라는 마음

　KMI한국의학연구소가 걸어온 길에는 변하지 않는 마음이 있다. 질병을 미리 발견하고 예방할 수 있도록 도우며, 축적된 검진 역량을 바탕으로 소외되는 사람 없이 모든 사람이 건강한 삶을 이어갈 수 있어야 한다는 것이었다.

　그런데 질병을 예방하고 건강을 돌보는 사람들이 많아졌음에도, 여전히 건강검진을 받지 못하는 이웃들이 있었다. 경제적 어려움으로 검진을 포기해야 하는 사람들, 지리적으로 멀리 떨어져 건강검진을 하기 어려운 사람들, 그리고 제도의 사각지대에 있는 소외된 사람들이었다.

　KMI는 고민했다. 소외되는 사람 없이 모든 사람이 건강할 방법은 무엇일까. 답은 간단했다. 먼저 찾아가는 것이었다.

이런 마음을 바탕으로 KMI한국의학연구소는 재단의 기본 방향을 정했다. '진정성을 가진 사회공헌 활동, 서로 사랑하는 임직원, 국민에게 신뢰받는 재단'이라는 재단 훈을 세우고, '윤리, 소통, 나눔'을 경영 방침으로 삼았다.

구체적인 실천 방안으로는 '3:3:3:1'이라는 수익 배분 원칙을 정했다. 재단 수익의 30%는 임직원의 복지와 사기 진작에, 30%는 시설과 의료 장비 투자에, 30%는 재무 건전성 확보에, 그리고 10%는 취약계층 지원과 연구 사업 등 사회 환원에 사용하겠다는 것이었다.

KMI 사회공헌 활동은 다섯 분야로 나누어 진행하고 있다. 첫째는 건강생활 지원 사업이다. 2015년부터 순직 소방공무원 유가족을 대상으로 무료 건강검진을 시작했다. 국민의 안전을 위해 헌신하다 순직한 소방공무원들의 유가족에게 작은 도움이라도 드리고자 하는 마음에서 출발한 일이었다. 2020년에는 이러한 뜻을 경찰청 공무원 유가족에게까지 확대했다. 건강 사각지대에 있는 어려운 이웃들도 소외되지 않도록 했다. 무료 건강검진과 의료봉사, 건강 강좌 등을 통해 경제적 여건상 건강관리에 어려움을 겪는 분들에게 도움의 손길을 내밀었다. 둘째는 사회복지사업이다. 취약계층과 저소득층, 소외계층 등 복지 지원이 필요한 곳에 따뜻한 마음을 전하고 있다. 셋째는 환경보호 사업이다. 친환경 활동을 통해 지속 가능한 사회

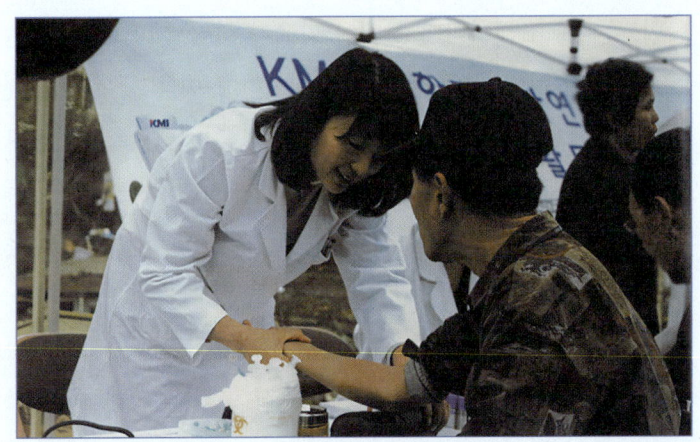

건강 사각지대 이웃을 위한 무료 건강검진 및 의료봉사(2010)

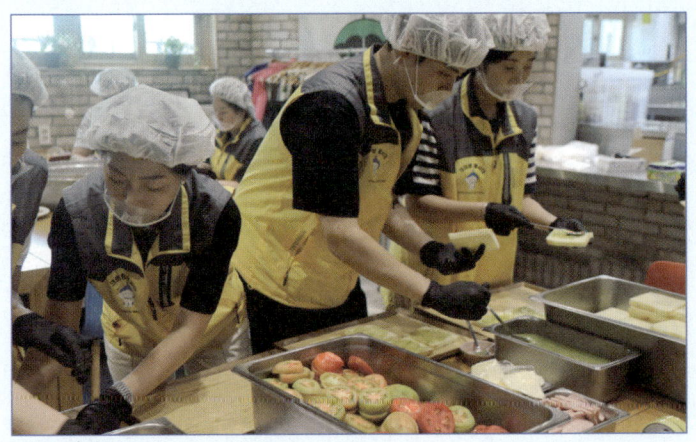

임직원이 참여한 어린이 도시락 만들기 봉사(2025)

를 만드는 데 조금이나마 보탬이 되고자 한다. 넷째는 인재 발굴 지원 사업이다. 공동체 발전에 기여하고 이웃을 위한 선행과 봉사로 모범이 되는 분들을 발굴하고 지원하는 일을 하고 있다. 다섯째는 임직원 자원봉사 단체인 '크미랑봉사대' 활동이다. 임직원들이 자발적으로 참여하는 봉사활동을 통해 작은 나눔을 실천하고 있다.

사회공헌 활동 시 가장 중요하게 생각한 것은 지속성이었다. 일회성의 도움이 아닌, 꾸준히 관심을 갖고 함께할 때 작은 변화들이 쌓여 더 나은 지역사회를 만들어갈 수 있다고 믿었다.

이러한 마음을 더욱 체계적으로 실현하고자 'KMI ESG위원회'를 가동했다. 산업현장 교수단과 자원봉사센터 등 각 분야 전문가들, 그리고 내부 인사를 아울러 8인의 위원으로 구성했다. 취약계층 무료 건강검진, 유·무형 지원, 은둔 환자 치료, 연탄 나눔 등 구체적인 사회공헌사업을 총괄하며, 지역사회와의 협력을 통해 보다 투명하고 지속적인 나눔을 이어가고 있다.

사회 전반에 환경(E), 사회(S), 지배구조(G) 등 ESG 가치가 중요해지면서, 한국의학연구소의 사회공헌 활동도 조금씩 변화하고 있다. 환경보호나 다양성 포용 등 시대적 과제에 관심을 갖게 되면서, 임직원 가족과 함께하는 봉사활동이나 환경을 생각하는 프로그램, 사회 문제에 관심을 기울이는 캠페인 등을 시도하고 있다. 시대의 흐름에 맞춰 사회공헌의 방식도 조금씩 바뀌고 있다.

KMI가 지난 수십 년간 이어온 사회공헌과 연구지원에는 각자의 자리에서 조용히 힘을 보탠 수많은 이들의 마음이 차곡차곡 쌓여 있었다. 2024년 기준으로 이런 진심들이 모여 누적 기부금 175억 원을 넘어서게 되었다.

이런 활동으로 취약 청소년 대상 사회공헌사업에 대해 여성가족부로부터 대통령 표창을 받았다. 고마운 일이었지만, 더 중요한 것은 도움이 필요한 이웃들과 함께하는 일 자체였다.

지속적으로 이어간 사랑의 온기, 연탄봉사

2007년 11월 24일, KMI한국의학연구소 직원들이 서울의 한 마을로 향했다. '밥상공동체 연탄은행'과 함께 시작한 연탄 배달 봉사였다. 도시가스와 지역난방이 보급되면서 연탄을 사용하는 가정은 급속히 줄어들고 있었지만, 여전히 연탄 없이는 겨울을 보내기 어려운 이웃들이 있었다.

밥상공동체 연탄은행 허기복 대표는 첫 봉사 당일을 이렇

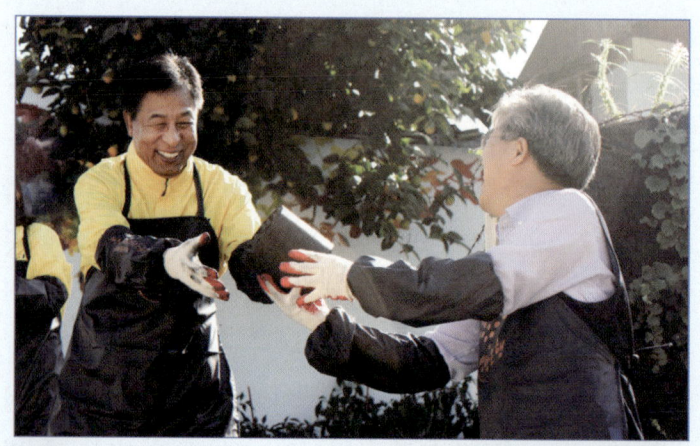

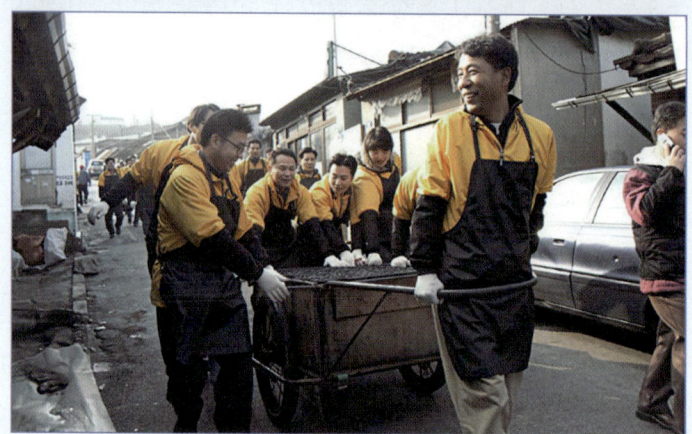

상계동에서 임직원들과 함께한 연탄 배달 봉사(2007)

게 회상한다. "상계동에서 이규장 이사장님이 직접 오셨습니다. 연탄만이 아니라 쌀도 함께 가져오셔서 한쪽에 쌓아놓고 나누어주셨어요. 그때는 정말 많은 직원분들이 함께 오셨습니다. 이사장님이 봉사하시면서 얼굴에 연탄이 많이 묻히시니까, 옆에 있는 직원들한테 '너도 묻혀' 하시면서 장난을 치시더라고요. 분위기가 굉장히 좋았습니다. 그때도 지금도 마찬가지로 정말 화기애애한 분위기예요."

연탄이 필요한 집들은 차량 접근이 어려운 골목 안쪽에 자리하고 있었다. 가파른 언덕과 좁은 계단 길을 거쳐야 하는 곳들이었다. 처음 봉사에 나선 직원들은 연탄 한 장이 3.5kg에 달한다는 것을 곧 알게 되었다. 열 장을 옮기면 35kg이었고, 몇 차례 오르내리면 옷이 땀으로 젖었다.

차량에서 내린 연탄은 먼저 손수레에 실렸다. 손수레로 갈 수 없는 곳에서는 지게를 이용했다. 그것도 어려운 곳에서는 봉사자들이 한 줄로 늘어서서 연탄을 손에서 손으로 전달했다. 20kg이 넘는 연탄 포대가 전해질 때마다 "조심하세요", "수고하십니다"라는 말이 자연스럽게 오갔다.

기억에 남는 것은 연탄을 받으시는 어르신들의 모습이었다. 처음에는 낯선 이들의 방문을 경계하시던 분들도, 연탄을 한 장씩 정성스럽게 쌓아가는 모습을 보시고는 미소를 지어주셨다. "이런 일까지 해주시고..."하며 손을 내미시는 할머니의 따뜻한 마음이 전해졌다.

KMI 연탄봉사는 2007년부터 지금까지 해마다 지속적으로 이어오고 있다. 처음 시작할 때 몇천 장이었던 것이 2009년 1만 장, 2010년 2만 장, 2011년 3만 장으로 이어졌다. 2015년 개원 30주년을 맞아서는 30만 장의 연탄을 전달했다.

2007년부터 2024년까지 18년간 누적 약 80만 장의 연탄을 통해 전국 각지의 에너지 취약계층에게 작은 온기를 전해오고 있다. 서울의 한 마을에서 시작된 연탄 나눔은 점차 전국 곳곳의 어려운 이웃들을 찾아가는 활동으로 이어졌다.

밥상공동체 연탄은행 허기복 대표는 18년간 이어진 연탄봉사의 의미를 이렇게 말했다. "30만 장을 전달하셨을 때는 정말 놀랐습니다. 이런 규모로 꾸준히 하는 곳은 우리나라에 많지 않습니다. 대부분 한 해하고 끝나거나 경영진이 바뀌면서 중단되는 경우가 많거든요. KMI한국의학연구소는 거의 20년 가까이 한결같이 해주고 계십니다. 새해가 되면 다른 기업들은 담당자나 대표가 바뀌어 끊기는 일이 많은데, 한국의학연구소는 그런 걱정을 해본 적이 없었습니다."

KMI 연탄봉사는 단순한 일회성 지원이 아니었다. 이웃이 늘 곁에 있다는 약속이며, 꾸준한 온기를 함께 나누고자 하는 마음에서 시작된 것이었다. KMI는 지속적인 관심을 통해 함께 살아가는 공동체의 의미를 되새기려 했다. 18년간 한 번도 끊어지지 않고 이어온 연탄봉사에는 그러한 신념이 담겨 있었다.

KMI의 연탄봉사는 이제 '크미랑봉사대'와 함께 한국의학연구소 사회봉사를 대표하는 활동으로 자리 잡고 있다.

지역사회와 함께하는 건강 나눔

국가건강검진 제도가 정착되면서 대부분 국민이 기본적인 건강검진 혜택을 누리게 되었다. 하지만 여전히 사각지대는 존재했다. 한국의학연구소는 공공의료의 한계를 보완하며 의료 접근성 격차 해소에 작은 역할을 하고자 고민했다.

대표적인 것이 이주 배경 청소년들이었다. 부모나 본인이 이주 경험을 가진 9세에서 24세 청소년들은 건강검진을 받기 어려운 상황에 놓여 있었다. 국민건강보험에 가입되지 않거나 사회복지 제도에서 제외되는 경우가 많았고, 미등록 신분이나 행정상 사각지대에 놓이면 경제적 부담으로 인해 치료를 포기하는 일이 빈번했다.

특히 이주 배경 청소년들의 치과 검진율과 정기 건강검진 비율은 일반 청소년에 비해 낮았다. 충치나 치아우식증 등 구강 건강 문제가 많았지만, 건강보험 적용의 한계와 비용 부담

때문에 치과 진료를 포기하는 사례가 많았다.

　2022년 11월, KMI한국의학연구소는 이주배경청소년지원재단과 함께 500명의 이주 배경 청소년에게 무료 건강검진을 제공했다.

　검진을 통해 발견된 질병에 대해서는 치료비까지 지원했다. 치과 치료 요청이 가장 많았고, 미뤄진 충치가 악화되어 응급 치료가 필요할 때도 있었다.

　부산에서 검진을 받은 한 청소년은 "집안 형편이 어려워져서 치과에 갈 여유가 없었어요. 친구들이 치과 치료받는 게 정말 부러웠거든요. 치통이 있으면 양치질을 더 세게 하며 참았는데… 이번에 치료비를 지원받아서 정말 행복했습니다"라고 전했다.

　학교밖청소년지원센터 담당자는 "가족도 보호자도 그 어떤 자원도 없이 복지 사각지대에 이름만 남아있는 청소년이 태어나 처음으로 건강검진과 치과 치료를 받았습니다. 청소년의 완치는 멀었지만, 이번 기회로 '치료'라는 울타리 안에 들어갈 수 있게 되었습니다. 단순한 치료가 아닌 사회로의 첫발을 내디딘 것입니다"라고 말했다.

　피부색이나 언어, 출신과 관계없이 모든 청소년이 건강하게 자랄 권리는 동일하게 보장되어야 한다는 믿음이 이러한 지원의 바탕이 되었다.

'크미랑봉사대'와 함께하는 작은 실천

KMI한국의학연구소 임직원들 사이에서 작은 변화가 일어나고 있었다. 개별적으로 이루어지던 봉사활동을 조금 더 체계적으로 해보자는 목소리가 나오기 시작한 것이다. 기업이 사회로부터 받은 도움을 되돌려드리는 일에 함께 참여하고 싶다는 뜻들이 모여 '크미랑봉사대'가 만들어졌다.

크미랑봉사대는 어르신 건강상담 의료봉사, 친환경 플로깅 활동, 임직원 참여형 기부활동 워크미(WalKMI), 비대면 봉사활동, 지역복지관 취약계층 지원 등 여러 활동을 이어가고 있다. 거창한 계획보다는 할 수 있는 일부터 차근차근 시작하고 있다.

사내에서는 '그린크미 오피스 캠페인'이라는 작은 시도도 이어지고 있다. 퇴근 후 절전, 계단 오르기, 텀블러 이용하기 등 누구나 할 수 있는 환경보호 활동을 제안하고, 실천 인증을 받는 방식이다. 대단한 일은 아니지만 이런 작은 습관들이 조금씩 자리를 잡아가고 있다.

'워크미(WalKMI)'는 직원들이 걸은 걸음 수를 기부금으로 바꿔주는 활동이다. 2022년 시작해 총 1,453명의 임직원이 참여하게 되었다. 걸음 수로 모인 약 3,000만 원의 후원금을 지역사회의 장애인, 취약계층 아동, 어르신들에게 전달할 수

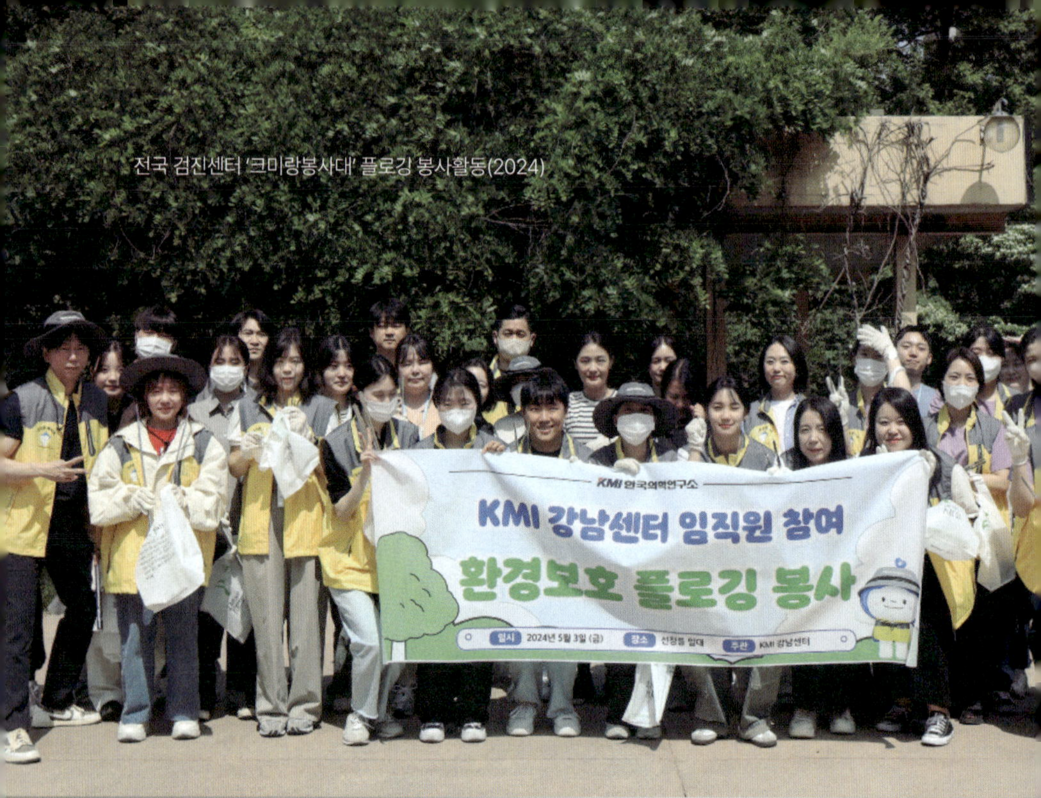

전국 검진센터 '크미랑봉사대' 플로깅 봉사활동(2024)

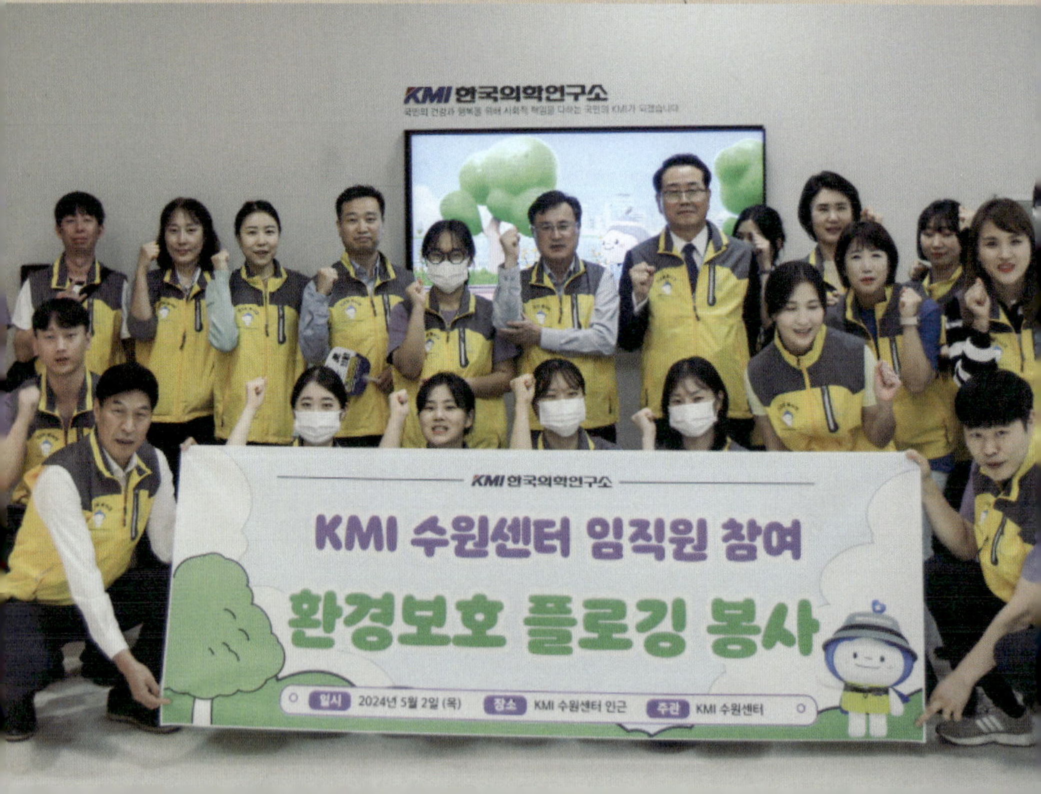

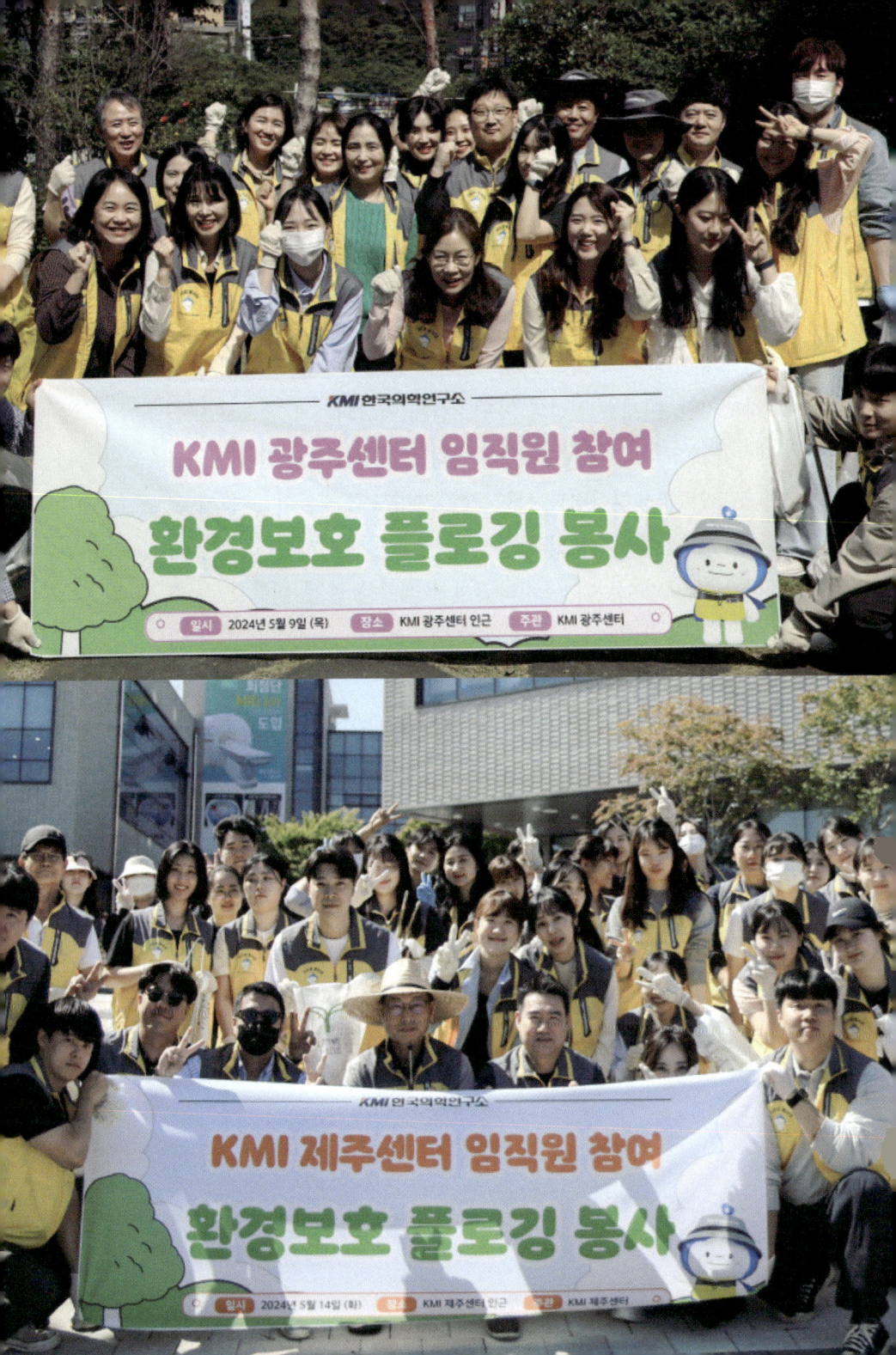

있었다. 건강도 챙기고 이웃도 생각해 볼 수 있는 알찬 기회였다.

이처럼 봉사활동도 시간이 지나면서 다양한 아이디어들이 더해져 조금씩 진화하고 있다. 처음에는 단순한 봉사에서 시작했지만, 이제는 일상과 자연스럽게 연결되는 방향으로 발전해 가고 있다. 2020년대 들어 기업 봉사활동에도 변화가 일어나고 있었다. 친환경과 사회공헌, 그리고 조직문화를 함께 고려하는 새로운 형태의 활동들이 주목받기 시작했다. 그중 하나가 '플로깅'이었다. 조깅하면서 쓰레기를 줍는 활동으로, 스웨덴어 '줍다(Plocka upp)'와 영어 '조깅(jogging)'을 합친 말이다.

2022년 5월 광화문 검진센터와 재단본부 직원 50여 명이 모였다. 3개 조로 나뉘어 광화문 일대를 돌며 쓰레기를 줍는 것으로 시작되었다. 이후 강남 검진센터에서도 비슷한 활동이 이어졌고, 여의도, 대구, 광주, 수원, 부산, 제주 검진센터로 번져나갔다. 센터마다 진행 방식은 조금씩 달랐지만, 주변 환경을 조금이라도 깨끗하게 만들어보자는 마음은 같았다. 워크미와 플로깅 캠페인은 참여하는 즐거움과 친환경에 대한 공감대를 만들어 조직문화에 긍정적 영향을 주고 있다.

K-Medical Check-up, KMI

2

일터를 넘은 가족, 사람을 품다

어려웠던 그 시절, 함께 이겨내다

KMI한국의학연구소에도 경영이 어려웠던 시절이 있었다. 임금이 밀리는 달이 있었고, 출장검진을 마치고 늦은 밤 돌아와서도 밀린 업무를 처리해야 했다. 당시는 전산화되기 전이어서 모든 일이 수작업이었다. 차트 기입부터 결과지 출력까지 손으로 해야 했고, 늦은 시간까지 일하는 날이 많았다.

경영 위기 상황에서 직원들의 불안은 여러 원인에서 비롯된다. 미래에 대한 불확실성과 고용 불안 등 여러 추측과 소문들이 조직 전체에 부정적 분위기를 만들어낸다. 이런 상황에서 직원들은 자신이 통제할 수 없는 상황에 무력감을 느끼게 된다.

그럴 때면 당시 이규장 이사장은 야근하는 직원들을 직접 찾아갔다. 한 사람 한 사람의 이름을 불러주며 격려의 말을 건넸다. 간식을 준비해 함께 나누기도 했다. 피할 수 없는 야근으로 지쳐갈 즈음이면 어느새 등 뒤에서 기타 연주와 함께 노래를 불러주기도 했다. 그리고 미래에 대한 불확실성과 고용에 대한 불안을 느끼는 직원들에게는 현재 상황과 더 나은 미래에 대한 비전을 솔직하게 이야기했다. 건강검진 대중화라는 꿈을 함께 이루어가자며 흔들리는 마음을 다잡아주었다. 이러한 소통과 배려가 불안과 루머 확산을 막는 데 도움이 되었다. 어려운 시기를 함께 이겨낸 덕분일까, KMI는 장기근속자가 많은 편이었다.

중앙분석센터 박연숙 이사는 그 시절을 이렇게 회상했다. "입사 후 얼마 되지 않아 부도 위기에 있었기 때문에 IMF와 겹치면서 급여가 제때에 지급되지 않아 3~4달씩 밀리면서 경제적으로 많이 힘들었던 적이 있었습니다. 그래도 그때 뭐가 그리 좋았는지 직원들끼리 뭉쳐서 함께 모이며 스트레스를 풀곤 했던 기억이 있습니다."

그녀는 이어 말했다. "KMI한국의학연구소는 나의 인생입니다. 사회 초년생부터 쭉 변함없이 KMI를 지키면서 직원들과 희로애락을 공유하고 함께 성장하면서 저의 인생에서 빼놓을 수 없는 한 영역입니다. 좋은 선배님들과 동료들이 있어 즐거운 회사 생활을 할 수 있었으며 인생의 동반자로 자리매김된 것 같습니다."

경영이 어려운 상황에서 직원들에게 가장 필요한 것은 심리적·정서적 안정이었다. 이규장 이사장이 제공한 것이 바로 그것이었다. 이런 결속력이 회사와 직원 모두 힘든 시간을 견딜 수 있게 한 원동력이었다.

단팥빵의 진정성

이규장 이사장은 검진의 품질관리에 특히 애정이 컸다. 2015년 부산에서 KMI 의료진 학술대회를 열었는데, 이 학술대회는 의료진의 검진 서비스 향상과 전문 역량 강화를 위한 세미나였다. 지역 각 센터와 과별 경험을 공유하고 다양한 정보를 교류하는 자리였다. 의료진이 가져야 할 친절하고 정확한 서비스에 대한 사례를 발표하며 수검자 맞춤형 의료의 중요성을 공감했다. 각 센터에서 모인 의료진들은 '의료 품질관리'에 대한 심도 있는 토론과 함께 경영진이 부담스러워할 수도 있는 다양한 요구사항을 내놓았다.

이규장 이사장은 끝까지 함께하며 귀를 기울였다. 의료진들의 다양한 요구사항이 때로는 부담스러울 수 있었지만, 먼저 그들의 입장을 충분히 들었다. 각자의 관점을 정리하고 공통점을 찾아가며 감사를 표했다.

"이번 세미나는 글로벌 관점에서 의료진들이 한자리에 모인 귀중한 시간이었습니다. 친절하고 편리하며 정확한 건강검진 방안을 논의하는 것은 고객들에게 만족을 넘어 감동을 전할 것입니다. 진정성 있는 세미나를 접하고 나니 참석한 여러분이 KMI한국의학연구소의 제2 도약 주역이 될 것이라는 믿음이 더 커졌습니다. 의료진 여러분 감사합니다."

세미나가 끝난 후에도 세심한 배려는 이어졌다. 치열한 토론으로 지친 의료진들을 위해 KTX 특실을 예약해 편안한 귀경길을 제공했다. 기차 안에서 많은 의료진이 피로에 지쳐 잠들어 있을 때, 지금은 사라진 이동 매점에서 빵과 음료수를 마련해 깨어 있는 선생님들께 다가가 나누며 "1박 2일 동안 수고 많으셨습니다"라고 한 분 한 분께 말을 건넸다.

KMI 직업환경의학센터 김경연 센터장은 그때를 이렇게 회상했다. "이사장님께서 직접 손을 잡으시며 선생님, '고생 많으셨죠?'라고 말씀해 주셨는데, 그 짧은 순간 건네주시는 손길과 표정에서 온기와 존중, 진정성을 느낄 수 있었습니다. 이사장님의 부드럽고 따뜻한 마음이 깊은 감동으로 전해져 왔습니다. 그 순간 KMI한국의학연구소와 더욱 깊이 함께하고 싶다는 마음이 들었습니다. 그날 먹은 단팥빵이 제 인생에서 가장 기억에 남는 단팥빵이었습니다."

  기차 안에서 나눈 작은 나눔에서도 평소 의료진을 귀하게 여기는 그의 마음을 확인할 수 있었다.

전세 비행기를 띄우다

  한국의학연구소 구성원에게 가장 인기 있는 것은 연수였다. 일반적으로 연수는 새로운 목표와 비전을 공유하고 팀워크를 다지며 직원들의 역량을 높이기 위해 실시한다. 한국의학연구소는 여기에 한 가지가 더 있었다. 바로 직원 행복이었다. 물론 실무 역량 강화라는 본래 목적도 있었지만, 구성원들이 함께 새로운 경험을 나누며 좋은 추억을 만드는 시간이기도 했다.

  매년 1월 초면 한국의학연구소 연수 및 시무식 행사가 있었다. 한 해는 전국센터에서 버스를 타고 강원도 스키장으로 향했다. 산정호수나 강릉은 여느 회사도 가는 곳이었다. 한국의학연구소가 조금 달랐던 점은 연수 후 모든 구성원이 함께 스키를 탔다는 것이었다. 당시만 해도 스키를 처음 접하는 구성원이 많았다. 적지 않은 비용이 들었지만, 새로운 체험을 위한 투자를 아끼지 않았다.

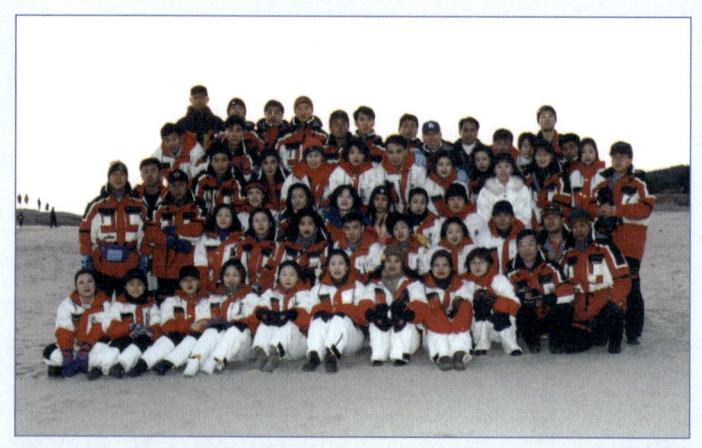

강원도 스키장에서 열린 임직원 연수(1997)

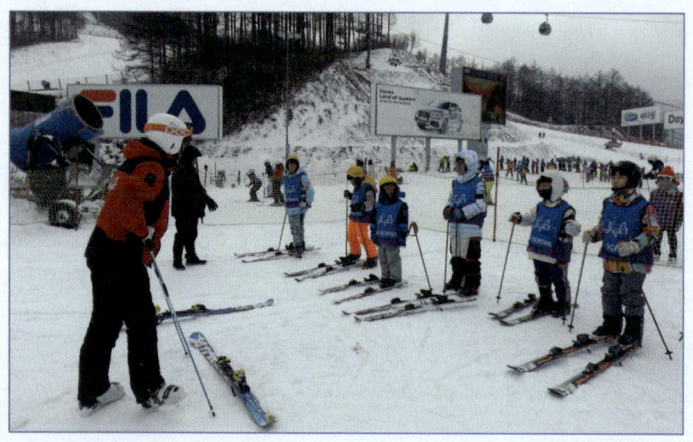

임직원 가족이 함께한 스키 강습(2016)

구성원들이 익숙하게 잘 탈 수 있도록 스키 강습도 해주고, 여러 번 연수를 통해 모두가 함께 즐길 수 있게 했다. 넘어지고 일어서기를 무한 반복하면서 즐거운 하루를 보냈던 그 날을 오랜 세월 위에도 기억하는 구성원이 여전히 많다.

특별한 연수로는 전세기를 이용한 해외 연수도 있었다. 2007년 괌 연수, 2015년 파타야 연수가 대표적이었다. 천여 명이 전세기 3대를 나눠 타고 4박 5일 해외 연수를 떠나는 것은 신중한 검토가 필요한 일이었다. 1,000여 명에 달하는 임직원의 교통, 숙박, 식사, 행사 준비 등 현지에서 차질 없이 진행하려면 상당한 예산과 세심한 준비가 요구되었다. 여권과 비자 준비부터 안전 관리 체계까지, 준비 과정에만 수개월이 소요되었다. 모든 과정이 원활하게 진행되어야 하는 중요한 행사였다. 이러한 철저한 준비를 거쳐 연수가 진행되었다. 직원들에게는 특별한 경험을 제공하는 동시에 조직 전체의 결속을 다지는 계기가 되었다. 다행히 아픈 사람 한 명 없이 연수를 잘 마칠 수 있었다.

창립 30주년을 기념한 태국 연수에서는 제2도약을 선포하는 시간도 가졌다. 노사협력과 윤리 헌장을 발표하며 신뢰받는 건강검진기관으로 발전해 나갈 방향을 제시했다. 특히 해외 연수지에서 노사협력과 윤리 헌장을 공식 선언한 것은 조직문화 혁신에 대한 의지를 대내외에 알리는 계기가 되었다.

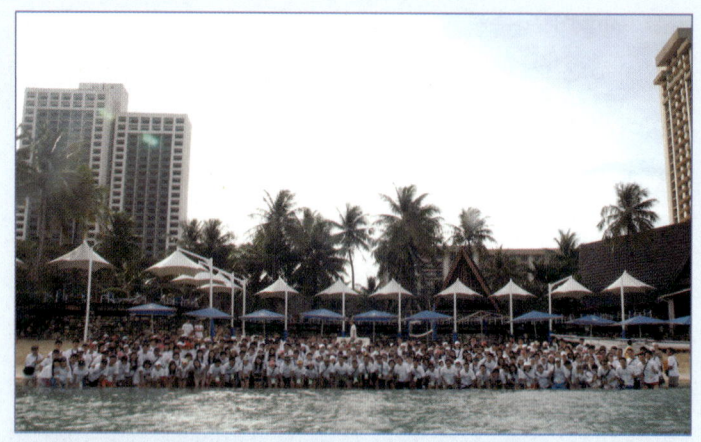
괌 전직원 해외 연수(2007)

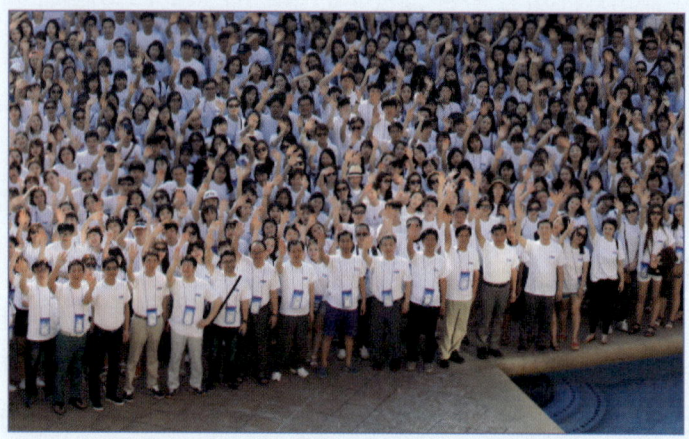
태국 파타야 전직원 해외 연수(2015)

건강검진기관으로서의 새로운 도약과 업계 신뢰 구축을 위한 의미 있는 출발점이었다.

KMI의 연수는 대규모 조직의 결속력과 동기부여를 위한 집단적 경험으로 평가받는 한편, 조직 규모에 비해 과한 지출이 아니냐고 우려하는 목소리도 있었다. 하지만, 이 연수는 단순한 여행이나 포상의 차원을 넘어서는 의미가 있었다. 전 직원이 함께 새로운 도전을 경험하며 쌓은 공동의 기억은 조직 구성원들 사이에 강한 유대감과 소속감을 형성했다. 직급과 부서를 넘나드는 자연스러운 소통의 기회가 되었고, 이는 평상시 업무에서도 수평적이고 협력적인 조직 분위기로 이어졌다.

이런 마음은 현재까지도 이어지고 있다. 2025년 KMI 창립 40주년 기념 시무식은 전국센터에서 모인 직원들과 함께 영종도에서 대규모로 진행되었다. 전 세대가 함께 즐길 수 있도록 화합의 장을 마련했다. 규모와 방식은 달라졌지만, 구성원들과 함께하겠다는 마음만큼은 변하지 않았다.

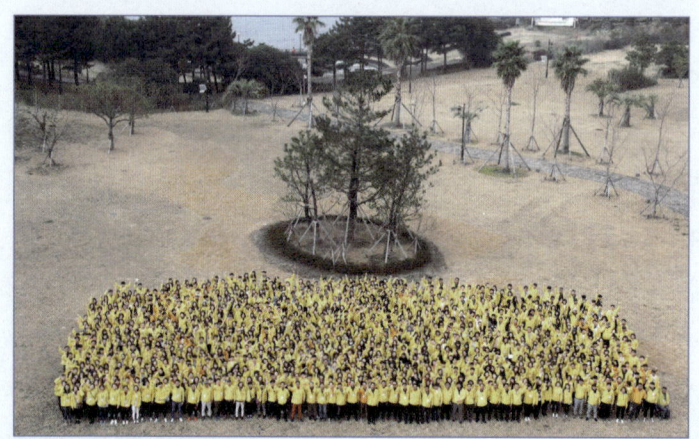

제주에서 열린 KMI 동계 연수(2016)

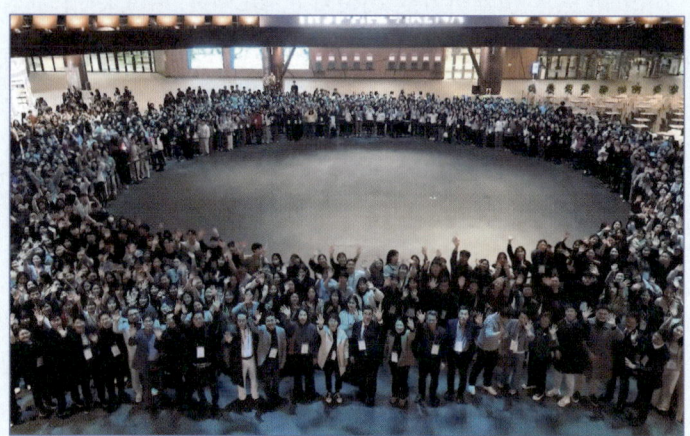

영종도에서 열린 KMI 창립 40주년 기념 시무식(2025)

하나 됨이 더욱 아름다운 체육대회

KMI한국의학연구소에는 매년 5월 1일 전국 8개 센터와 재단본부, 중앙분석센터 구성원이 모이는 체육대회가 있었다. KMI에서 체육대회를 개최한 것은 여러 목적이 있었다. 전국에 센터가 분산되어 있어 협업이 필요했기 때문이다. 평소 각자의 업무에 집중하느라 소통 기회가 제한적인 직원들이 공동의 목표를 위해 함께 노력하며 협력심을 배양할 수 있었다. 함께 활동하며 조직 결속력을 다지는 동시에, 동료 간의 유대감을 형성하는 시간이기도 했다. 야외 활동을 통해서는 업무에서 오는 긴장감을 풀고 평소와 다른 환경에서 자유로운 분위기를 조성해 조직의 활력을 높이기 위해 노력했다. 또한 비공식적인 자리에서 상하 구분 없이 어울리며 소통의 기회를 만들 수 있었다. 이런 체육대회는 팀워크 강화, 스트레스 해소, 조직문화 개선에 도움이 되는 활동으로 여겨졌다.

각 센터는 한 달 전부터 본격적인 준비에 들어갔다. 전세버스 안에서는 오랜만에 만날 동료들에 대한 기대로 분위기가 들떠있었다. 미리 준비한 응원가를 연습하고, 경기 계획과 관련한 이야기를 나누며 운동장으로 향했다.

운동장에 하나둘 버스가 도착하면 여기저기서 반가운 인사가 이어졌다.

"오랜만입니다. 오시는 길은 편하셨나요? 준비 많이 하셨네요."

평소 각자의 지역에서 근무하는 동료들이 한자리에 모이는 시간이었다. 모든 센터가 모이면 선수 대표가 나와 경기규칙을 지키고 정정당당하게 경기하겠다고 다짐했다. 간단한 준비운동을 마치고 족구와 피구를 시작으로 체육대회가 본격 시작되었다. 경기 시작을 알리는 호각이 울리면 평소의 친밀함은 잠시 접어두고 경기에 집중했다. 피구에서는 각자의 개성이 나타났다. 힘차게 던지는 볼, 공을 피하려는 다양한 모습, 엉뚱한 곳으로 공을 보내는 실수 등 보는 재미가 있었다. 족구에서는 저마다의 실력이 드러났다. 예전 경험을 살린 선수, 창의적인 기술을 선보이는 선수, 멋진 플레이로 박수를 받는 선수도 있었다. 하지만 가장 사랑받는 선수는 실수조차 유쾌하게 만드는 선수였다.

체육대회의 하이라이트는 줄다리기였다. 짧은 시간에 승부가 결정되는 경기였지만, 조직의 단합을 보여줄 수 있는 종목이어서 어느 센터도 양보하지 않았다. 경기만큼 흥겨운 것은 응원이었다. 각 센터에서 준비한 응원 부대의 힘찬 목소리가 울려 퍼지며 체육대회 현장의 분위기를 북돋웠다.

경기에는 승패가 있기 마련이었다. 하지만 경기가 끝나면 어느 센터든 서로를 격려하고 축하하는 모습을 볼 수 있었다. 체

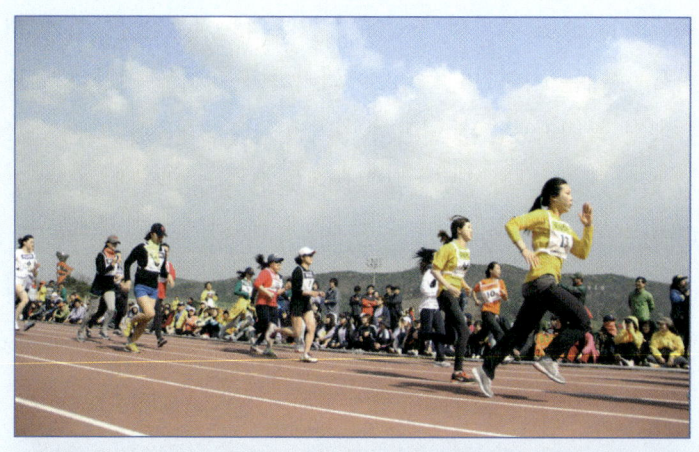

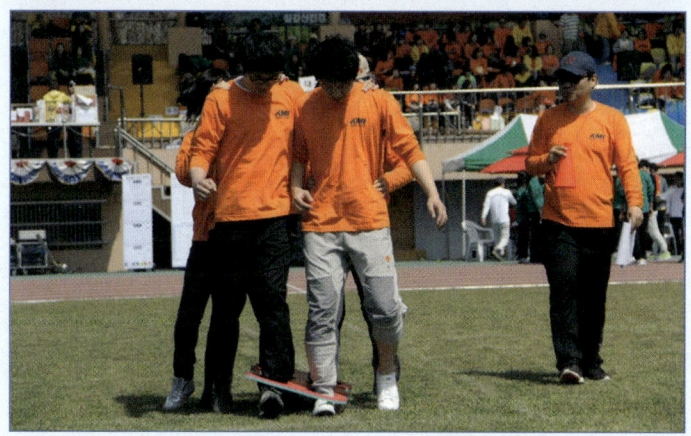

임직원이 함께한 한마음 체육대회(2013)

육대회는 평소 각자의 지역에서 근무하는 동료들이 함께 시간을 보내는 기회였다. 서로를 격려하며 내년을 기약하는 모습에서 물리적으로는 떨어져 있지만, 같은 마음을 가진 동료가 있다는 것을 확인할 수 있었다. KMI 구성원들에게는 소중한 만남의 시간이었다.

현재는 다른 다양한 행사와 활동으로 구성원 간의 소통과 화합을 도모하고 있다. 방식은 달라졌지만, 동료들과 함께하는 마음은 이어지고 있다.

자발적 참여 조직문화 형성

사람들이 직장을 선택할 때 고려하는 요소들이 있다. 경제적 보상과 일과 삶의 균형, 직무 적합성, 안정성, 그리고 조직문화다. 모든 연령대에서 공통으로 여겨지지만, 세대마다 그 중요도는 조금씩 다르다.

2025년 2월 채용플랫폼 '캐치'가 Z세대 취업 준비생 1,035명을 대상으로 시행한 온라인 설문조사에서 응답자의 86%가 '조직문화가 중요하다'라고 답했다. 중요 요소로는 일과 삶의 균형, 성장 기회, 의사소통 방식 등이 꼽혔다.

KMI한국의학연구소도 이러한 변화에 발맞춰 조직문화 개선을 위해 노력하고 있다. 노사 상생 프로그램 'Move on(온: 溫), KMI'를 통해 경영진과 임직원 간의 소통 창구를 마련했다. 거창한 구호보다는 실질적인 대화와 신뢰 관계 구축에 중점을 두고 있다.

소통 창구 가운데 하나가 '주니어보드'이다. 저연차 직원들의 의견이 반영될 수 있도록 현장 중심의 소통 기회를 만들고, 상호 존중과 협업 문화를 형성해 나가고자 했다. 올바른 소통을 위해 매월 상호 존중의 날을 정하여 '상호 존중 캠페인'을 진행하고 있다.

전국센터 임직원들이 자발적으로 참여하는 사내 동호회 '크미mate'도 그중 하나다. 축구, 독서, 테니스, 풋살, 중국어 스터디 등 다양한 분야의 동호회가 활동하고 있으며, 활동비를 지원하고 있다. 업무를 떠나 개인의 취미와 관심사를 공유할 수 있는 공간으로 만들어 간 것이다.

'굿피어 캠페인'은 주변에 좋은 동료를 확인하는 활동이다. 업무 과정에서도 서로 도움이 될 뿐만 아니라 존재만으로 힘이 되는 동료, 배울 점이 많은 동료를 서로 추천하며 감사의 마음을 전하는 시간이다. 특별한 것은 아니지만 일상에서 동료를 생각해 보는 작은 계기를 마련하고 있다.

워크숍, 호프데이와 함께 'Move on day'라는 모임도 이어

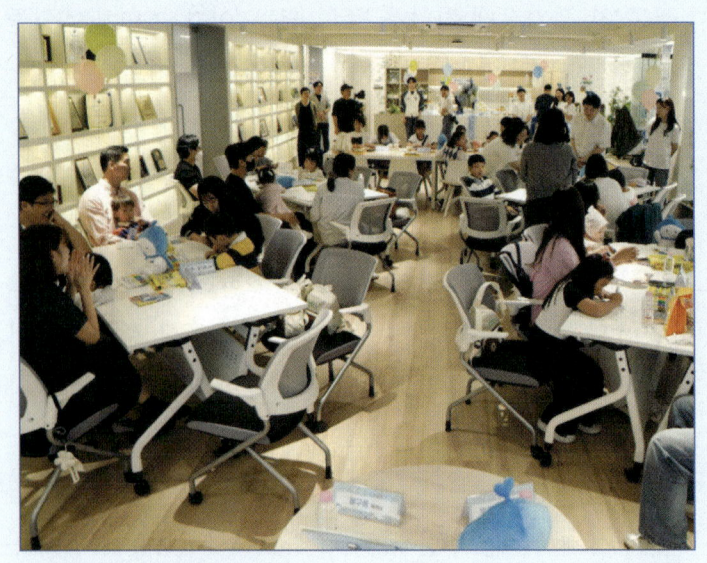

어린이 가족 초청행사, 독서와 키링 만들기 프로그램(2025)

지고 있다. Move on day는 구성원이 직접 프로그램을 구성함으로써 자율성을 부여하고 새로운 것을 추구하며 함께 시도하는 문화를 정착시키고자 한다. 소규모 교류 활동을 통해 구성원 간 친밀도를 높이고 부서와 팀 간 소통을 활성화하는 것이 목적이다.

어린이 가족 초청행사에서는 '나는 크미!' 동화책 작가와 함께하는 독서 프로그램과 키링 만들기 등의 활동이 진행되었다. 이를 통해 아이들에게는 부모의 직장을 이해하는 기회가, 직원들에게는 가족과 함께하는 소중한 시간이 마련되었다.

KMI는 성과보다 성장과 변화에 조금 더 무게를 두려고 한다. 실패를 두려워하기보다는 새로운 시도를 격려하고, 임직원들이 스스로 발전할 기회를 마련하기 위해 노력하고 있다.

K-Medical
Check-up, KMI

3

건강지킴이,
KMI 검진센터의 일상

세상을 돌보고 사람을 품었던 시간들

KMI한국의학연구소의 하루는 새벽부터 시작된다. 어둠이 채 가시지 않은 시간, 건물 곳곳에 불이 켜진다. 청소와 소독을 마친 검진실들이 하루를 맞을 준비를 한다. 잘 점검된 검사 장비들이 수검자를 기다리고 있다.

오전 6시 40분, 첫 수검자가 도착하기 시작한다. 이미 직원들은 각자의 자리에서 수검자를 맞이할 준비를 하고 있다. 접수 데스크에서는 당일 예약 현황을 확인하고, 검사실에서는 장비 상태를 최종 점검하고 간호사들은 채혈 준비를 마치고 기다린다.

오전 7시, 검진이 본격적으로 시작된다. 예약을 확인하고 문진표를 검토하는 일, 검진복으로 갈아입고 신체 계측을 하는 과정, 혈액검사와 방사선, 초음파, CT, MRI 등 영상 촬영을 거쳐 의료진 상담까지 이어지는 일련의 과정이 진행된다.

수검자에게는 일 년에 한 번 있을 법한 일이지만, 이곳에서는 매일 규칙적으로 반복하는 일상이다. 같은 질문을 하고, 같은 설명을 하며, 같은 자세로 검사를 진행한다. 누군가는 데이터를 분석하고, 누군가는 검사 결과에 오차가 없도록 꼼꼼하게 움직이고 있다.

2시간에서 5시간에 걸친 검사 과정 동안 수십 명의 직원이 각자의 역할을 묵묵히 해낸다. 검사를 마친 수검자들은 탈의실에서 옷을 갈아입고, 귀중품을 찾는다. 검사 후 주의 사항 안내를 받고 식권을 받은 후, 하나둘 발걸음을 돌릴 때까지 이 모든 과정이 차분히 흘러간다.

마지막 수검자가 센터를 나선 후에도 검진센터의 일은 계속된다. 내시경 장비 세척과 소독이 이어지고, 하루 종일 사용된 검진복들이 수거된다. 하루 동안 채취된 혈액과 소변 등 검체들은 중앙분석센터로 보내진다. 검사실들이 다시 한번 정리되고, 청소 담당 직원들이 구석구석 깨끗하게 관리해 준다. 검사 결과들이 정리되며, 내일을 위한 준비가 시작된다.

KMI한국의학연구소의 불은 쉽게 꺼지지 않는다. 중앙분석센터에서는 자동화 기계를 통해 검체들이 분석되고 보관된다. 검진 결과를 담은 데이터들은 서버에 차곡차곡 저장된다. 오늘 한 사람 한 사람의 검진 정보가 모여 내일의 더 나은 건강관리를 위한 토대가 될 예정이다.

매일 매일 축적되는 검진 데이터는 이미 건강관리와 질병의 발견 및 치료를 위해 소중하게 활용되고 있다. 한국의학연구소의 검진 데이터와 AI 기술이 결합된다면 개인 맞춤 건강관리가 가능하게 될 것이다.

변함없이 규칙적으로 돌아가는 검진센터의 이런 하루가 모여 한 달이 되고, 한 달이 모여 1년이 된다. 40년이라는 시간 동안 똑같은 자리에서 반복된 이 일상들이 KMI한국의학연구소를 만들어왔다.

KMI가 걸어온 길에는 변하지 않는 마음이 있다. 아프기 전에 질병을 조기 발견하고, 예방해서 사람들이 더 건강한 삶을 살도록 하자는 것이다. 그뿐만 아니라 평생 건강관리 파트너로서 KMI가 자리매김하겠다는 다짐에 더해 이제는 건강을 지켜 세상을 이롭게 하자(保健利世: 보건이세)는 미션으로 더 좋은 세상을 만들어가기 위해 노력하고 있다.

한 사람의 건강한 하루를 위해 모두의 하루를 보낸다는 마음으로, 앞으로도 이 일상은 계속될 것이다. KMI의 활동은 사람의 건강을 다루는 일이기에 숫자보다 마음을 먼저 헤아리는 조직, 매뉴얼보다 신뢰를 먼저 실천하는 곳이 되어가고 있다.

40년을 돌아보며 묻게 된다. KMI한국의학연구소를 여기까지 데려온 힘은 무엇이었을까. 그 대답은 분명하다. 사람이었다. 세상을 돌보고 사람을 품었던 시간들, 앞으로의 걸음도 사람의 온기로 이어갈 것이다.

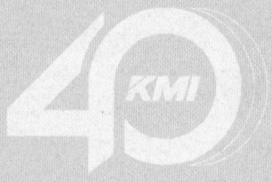

참고문헌

- B형 간염 바이러스 관련 질환의 사회적 비용 추계 / 서울대학교 보건대학원, 1999
- 건강검진은 어떻게 '산업'이 되었나? / 시민건강증진연구소, 2015
- 한국의 사망력 변천과 사망 불평등 / 한국보건사회연구원 연구보고서, 2021
- 혈액 한 방울로 건강 상태를 알아낸다 / 과학과 기술
- 산업보건, no.178, 2003년, p.61-64 혈액의 기능
- 「종양의 분자생물학적 표지자」 / 대한이비인후과학회지, 2004
- 국민건강보험공단 건강검진과 자비 건강검진 수검자 간의 만족도 비교 / 국민건강보험공단과 연세대학교 보건대학원 국민건강증진연구소 공동연구결과, 2006
- 제주도민, 일반건강검진 수검률 전국 최저 수준 / 한라일보
- [통계로 보는 암] 2023년 성별 주요암 사망분율 / 국가암정보센터
- 모든 암의 5년 상대생존율(1933~2022) / 보건복지부

K건강검진의 리더십
건강지킴이 KMI의 멈추지 않는 도전

2025년 10월 15일 1판 1쇄 인쇄
2025년 10월 22일 1판 1쇄 발행

지은이 KMI한국의학연구소
펴낸이 이상훈
펴낸곳 책밥
주소 11901 경기도 구리시 갈매중앙로 190 휴밸나인 A-6001호
전화 031-529-6707
팩스 031-571-6702
홈페이지 www.bookisbab.co.kr
등록 2007. 1. 31. 제313-2007-126호
기획·디자인 (주)유니크플러스

ISBN 979-11-93049-74-7 (03510)
정가 16,000원

ⓒ KMI한국의학연구소, 2025

이 책은 저작권법에 따라 보호받는 저작물이므로 무단전재와 무단복제를 금합니다.
이 책 내용의 전부 또는 일부를 사용하려면 반드시 저작권자와 출판사에 동의를 받아야 합니다.
잘못 만들어진 책은 구입한 곳에서 교환해드립니다.

책밥은 (주)오렌지페이퍼의 출판 브랜드입니다.